DIETA ZONA AZUL 2024

110 Receitas Deliciosas coma para Viver, o Caminho para a Longevidade, Seu guia Prático para uma Vida Saudável

KLARLOCK

ISENÇÃO DE RESPONSABILIDADE

Este livro tem como objetivo fornecer material útil e informativo sobre os temas abordados na publicação. Ele é vendido com o entendimento de que o autor e o editor não estão envolvidos na prestação de quaisquer serviços médicos, de saúde ou outros serviços profissionais pessoais no livro. O leitor deve consultar seu médico, profissional de saúde ou outro profissional competente antes de adotar qualquer sugestão deste livro ou tirar qualquer conclusão. O autor e o editor isentam-se expressamente de qualquer responsabilidade, perda ou risco, pessoal ou não, decorrente, direta ou indiretamente, do uso e aplicação de qualquer conteúdo deste livro.

OBSERVAÇÃO

No contexto deste livro, quando nos referimos a "uma xícara" como unidade de medida de ingredientes, queremos dizer usar uma xícara de cozinha padrão com capacidade de aproximadamente 2 mililitros. É essencial usar um copo medidor para obter as quantidades certas de ingredientes. Se não tiver copo medidor, pode usar um copo medidor graduado, certificando-se de que corresponde corretamente às proporções indicadas. Aqui estão alguns exemplos 1 Xícara de farinha 100 gr. 1 xícara de arroz 200 gr. 1 Xícara de Quinoa 200 g, Recomenda-se nivelar os ingredientes secos na xícara com uma espátula ou lâmina de faca para obter uma medida precisa. Para ingredientes líquidos recomenda-se encher o copo até a borda, sem apertar ou deixar espaços.

RESUMO

INTRODUÇÃO BEM-VINDO À ZONA AZUL

DESCOBRINDO A ZONA AZUL

O QUE É A ZONA AZUL

BENEFÍCIOS DE UMA DIETA DA ZONA AZUL

AS REGIÕES DA LONGEVIDADE

OS SEGREDOS DA NUTRIÇÃO DAS POPULAÇÕES CENTENÁRIAS

OS PRINCÍPIOS FUNDAMENTAIS DA DIETA DA ZONA AZUL

A BASE CIENTÍFICA DA DIETA DA ZONA AZUL

EQUILÍBRIO MACRO NUTRIENTES

IMPLEMENTAR O ESTILO DE VIDA DA ZONA AZUL

CONCLUSÕES - O FUTURO DA DIETA DA ZONA AZUL

DICAS FINAIS PARA ADOTAR UM ESTILO DE VIDA SAUDÁVEL E DURADOURO

RECEITAS DE APERITIVOS

54 SALADA DE FEIJÃO BRANCO COM TOMATE E CEBOLA

56 ESPETOS DE TOMATE E MUSSARELA

58 HUMMUS COM LEGUMES FRESCOS

60 OVOS COZIDOS COM ABACATE

61 SALADA DE QUINOA COM LEGUMES GRELHADOS

63 SALADA DE GRÃO DE BICO COM ERVA-DOCE E LARANJA

65 MELÃO COM QUEIJO FETA E HORTELÃ

67 ROLINHOS DE PRESUNTO E RICOTA

69 LEGUMES GRELHADOS COM MOLHO TZATZIKI

72 CANAPÉS DE ABACATE E SALMÃO DEFUMADO

74 GUACAMOLE

76 ALMÔNDEGAS DE ATUM E BATATA

79 ROLINHOS PRIMAVERA

82 VITELLO TONNATO

86 VIEIRAS GRATINADAS

88 ALMÔNDEGAS DE ESPINAFRE E RICOTA

91 PANQUECAS DE BATATA CRISPY

93 CEBOLAS DOCES E AZEDAS

95 BOLAS DE PEIXE

98 ROLOS DE BERINGELA

RECEITAS PRIMEIROS PRATOS

102 ORECCHIETTE, NABO E GENGIBRE

104 ESPAGUETE COM AMÊIJOAS E MOLHO DE ABÓBORA

107 MEIAS MANGAS COM BETERRABA VERMELHA

109 ESPAGUETE COM MOLHO DE BACALHAU

111 NHOQUE DE TOMATE CLÁSSICO

113 RISOTTO VOGHERESE

115 MASSA COM ANCHOVAS

117 TAGLIOLINI DE ESPELTA COM MOLHO DE PIMENTA

119 BUCATINI COM ABÓBORA, PESTO DE HORTELÃ E ABACATE

121 LINGUINE EM GAZPACHO DE BETERRABA, CÍTRICOS E CAMARÕES VERMELHOS

123 ESPAGUETE COM TOMATE, MANJERICÃO E ÁGUA DE AMÊNDOA

125 MALLOREDDUS COM BATATAS, MOLHO DE TOMATE E HORTELÃ

127 ESPAGUETE ASPIC COM MEXILHÕES BLOODY MARYALLE

129 PENNETTE SALMÃO E VODKA

132 PACCHERI GRATINADO RECHEADO COM CAVALA

135 MAR CARBONARA

138 ESPAGUETE COM ALHO, ALEITE E PIMENTA

140 CRUDAIOLA SEDANINI

142 SALADA DE TRIGO SUCRO, FEIJÃO CANELINI E ABOBRINHA

145 TESTAROLI COM PESTO PARA TODOS

147 MASSA ALLA NORMA

149 SALADA DE ANÉIS, MOLUSCOS, PEPINOS E MANGA

153 BACALHAU À PARMEGIANA

156 ESPAGUETE FRIO AROMÁTICO

158 RIGATONI COM CINCO TOMATES

161 ESPAGUETE ALLO SCOGLIO

163 RISOTTO E ERVILHAS, SCAMPI E LIMÃO

166 ORECCHIETTE COM TOMATE

168 CREME DE ERVILHAS COM TOMATES E MOLHO DE FRAMBOESA

170 RISOTTO COM ASAS DE FRANGO E MANTEIGA DE CENOURA

173 MISTA DE MASSAS E MEXILHÕES COM LIMÃO E PIMENTA

175 RISOTTO E CAMARÕES COM MOLHO DE PIMENTA

177 ESPAGUETE COM GUITARRA COM PROJETOS

180 RISOTTO DE ABEUDO

183 FUNIS DE SEMOLINA COM RAGU'

186 ESPAGUETE COM CAMARÃO E COCO

188 MACARRÃO RECHEADO TIMBALE

190 BUCATINI COM RICOTA, LIMÃO E ALCAPARRAS

192 MEIO PENNE COM LIMÃO, MOSTARDA E ANCHOVAS

194 NHOQUE DE URTIGA COM TOMATE

196 RIGATONI COM PIMENTAS, CAMARÃO E AVELÃS

198 RISOTTO DE SALSA COM FLORES DE ABÓBORA, MEXILHÕES E AMÊIJOAS

201 PENNE COM ESPARGOS, MANTEIGA E AMÊNDOAS

203 CARBONARA» COM CHOCO, ESPARGOS E SPECK

206 FETTUCCINE E SCAMPI EM CREME DE ESPARGOS

RECEITAS SEGUNDO PRATOS

210 ENSOPADO DE PEIXE E CREME DE ABOBRINHA ESTILO SCAPECE

213 BOLO DE PEIXE COM BRÓCOLI, ERVAS AROMÁTICAS

215 COSTELA DE PEIXE E TAPIOCA

217 FLES COM PORCINI E BATATAS

220 SALTIMBOCCA DE PORCO COM CREME DE BERINGELA

223 GUISADO DE FRANGO, VITELA, COGUMELOS CHAMPIGNON

226 ESPETADOS DE ROBALO E ABOBRINHA

229 FATIA DE SALMÃO E CREME DE MOSTARDA

231 POLVO EM SALADA

233 TAMBORIL E UVAS VERMELHAS

235 TRÊS CEBOLAS COLORIDAS COM GRÃO DE BICO, PÃO E FRUTOS SECOS

238 ESCALOPE DE ATUM E TORANJA ROSA

240 MORDIDAS DE SALMÃO EM SPECK COM VEGETAIS DOCES E AZEDOS

242 ROLOS DE ESPADA COM PAPRIKA E CREME DE ABOBRINHA

244 OMELETE DE ERVAS

246 FRANGO COM MEL COM LEGUMES CRISPADOS COM ZIMBRO

249 CAVALA COM RUCOLA COM ERVAS E AZEITONAS PESTO

251 FRANGO E BERINGELA COM COMPOTA DOCE E AZEDO

253 FRITOS DE ABOBRINHA E SALADA DE RADISH

256 COD CRU

258 MORDIDAS DE FRANGO COM LIMÃO E PIMENTA VERDE

260 COSTELETAS EMPANADAS E SALADA DE COGUMELOS

262 PEIXE ESPADA COM SALADA DE VEGETAIS

264 BERINGELAS ASSADAS

266 FRANGO COM ERVAS

268 BACALHAU COZIDO A VAPOR COM MOLHO DE ABACATE E MELANCIA

270 CAMARÕES VERMELHOS E SALADA DE PÊSSEGO E RICOTA

272 FILÉS DE MACKERE MARINADOS EM ÓLEO DE LIMÃO E SÁLVIA

274 HAMBÚRGUER DE GÃO DE BICO E KETCHUP ARTESANAL

276 PERNA DE CORDEIRO ASSADA COM ALCACHOFRAS

278 FRANGO COM LIMÃO E CENOURAS NOVAS EM PAPEL

280 ALMÔNDEGAS DE BATATA E ESPINAFRE COM MOLHO DE LIMÃO

283 CARPACCIO DE ESPADA E ESPARGOS COM MOLHO DE FRAMBOESA

285 OVOS EM NINHO DE LIMÃO AGRETTI

287 FRANGO CACCIATORA COM MANJERONA E LIMÃO

289 ALCACHOFRAS RECHEADAS

292 BOLO DE BERINGELA

295 CUBOS E FRUTAS DE PERU DOCE E AZEDO

297 CREME DE CAMARÃO, BATATA E ALHO-POR E REDUÇÃO DE MANDARINA

299 FILÉS DE GURNARD COM MANTEIGA DE MOSTARDA

301 PEIXE TRÊS MANEIRAS

303 BACALHAU ATLÂNTICO FRITO E RABANETES COM MAIONESE VERDE

305 ROLOS, ALCACHOFRAS COM HORTELÃ E CREME DE COUVE-FLOR

308 PICADAS DE FRANGO FRITO COM GUACAMOLE PICANTE

310 SALMÃO E BATATAS EM PAPEL AROMÁTICO

INTRODUÇÃO BEM-VINDO À ZONA AZUL

Bem-vindo à Zona Azul de 2024. Numa época em que a busca pelo bem-estar e pela longevidade se tornou uma prioridade para muitos, a dieta da Zona Azul apresenta-se como um farol orientador para uma vida mais longa, saudável e feliz. A Zona Azul, termo cunhado pelo jornalista Dan Buettner, identifica as regiões do mundo onde as pessoas vivem mais e com mais saúde do que o resto da população global. Estas "Zonas Azuis" incluem lugares como Okinawa no Japão, Ikaria na Grécia e Nicoya na Costa Rica, onde a longevidade é uma norma, não uma excepção. Mas o que torna estas regiões tão especiais? A resposta reside numa combinação de factores, incluindo nutrição, estilo de vida, genética e ambiente social. E a nutrição é um dos elementos-chave que distinguem as populações da Zona Azul.

Ao longo dos anos, os estudiosos estudaram cuidadosamente os hábitos alimentares destas comunidades, identificando padrões comuns que promovem a longevidade e a saúde. Baseado nas mais recentes descobertas científicas e na experiência de especialistas nas áreas de nutrição e saúde, este livro fornecerá aos leitores um guia completo para a adoção de um estilo de vida inspirado na Zona Azul, promovendo não só uma maior longevidade, mas também uma melhor qualidade de vida. Através de uma combinação de teoria e prática, exploraremos os princípios fundamentais da dieta da Zona Azul, daremos conselhos práticos sobre como planear refeições, preparar receitas deliciosas e manter-se motivado no caminho da saúde e da longevidade.

Além disso, examinaremos os múltiplos benefícios para a saúde da adoção do estilo de vida da Zona Azul, desde o aumento da energia e vitalidade até a redução do risco de doenças crônicas. Mas a dieta da Zona Azul vai além da simples nutrição: envolve também outros aspectos fundamentais do estilo de vida, como a actividade física, a gestão do stress e as ligações sociais. Por isso, ao longo do livro exploraremos também estes temas, oferecendo aos leitores uma visão abrangente e integrada sobre a melhor forma de abraçar o estilo de vida da Zona Azul em 2024 e mais além. Estamos entusiasmados em compartilhar esta jornada para uma vida mais saudável, mais longa e mais feliz com você. Prepare-se para explorar os segredos das populações mais longevas do mundo e transformar a sua vida com a Dieta da Zona Azul de 2024

DESCOBRINDO A ZONA AZUL

As Zonas Azuis são cinco regiões do mundo onde as pessoas vivem vidas excepcionalmente longas e saudáveis. Estas regiões são: Sardenha, Itália: A Sardenha é o lar de uma das taxas mais altas de centenários do mundo. Acredita-se que a longevidade dos sardos se deva a uma combinação de fatores, incluindo a dieta mediterrânica, o estilo de vida ativo e os fortes laços sociais. Sardenha, Itália Okinawa, Japão: Okinawa é uma ilha japonesa conhecida por sua alta concentração de centenários. A dieta de Okinawa é rica em peixes, vegetais e legumes e acredita-se que contribua para a sua longevidade. Península de Nicoya, Costa Rica: A Península de Nicoya é outra região com alto índice de centenários. Acredita-se que a longevidade dos costarriquenhos se deve a uma combinação de factores, incluindo dieta, estilo de vida activo e baixo nível de stress.

Loma Linda, Califórnia: Loma Linda é uma cidade na Califórnia que abriga uma grande comunidade de adventistas do sétimo dia. Os adventistas do sétimo dia são conhecidos por seu estilo de vida saudável, que inclui dieta vegetariana, exercícios regulares e não fumar. Ikaria, Grécia: Ikaria é uma ilha grega conhecida pela sua elevada taxa de centenários. Acredita-se que a longevidade dos Ikarians se deve a uma combinação de factores, incluindo a sua dieta mediterrânica, estilo de vida activo e fortes laços sociais. Os investigadores estudaram os habitantes das Zonas Azuis para tentar compreender os segredos da sua longevidade. Eles descobriram que os Blue Zoners compartilham uma série de hábitos que contribuem para sua saúde e longevidade, incluindo: Dieta: os Blue Zoners comem uma dieta baseada em vegetais, rica em frutas, vegetais, legumes e grãos integrais. Eles também comem carne e peixe com moderação.

Exercício: Os residentes da Zona Azul praticam exercício físico regularmente, muitas vezes como parte da sua vida quotidiana. Engajamento Social: Os moradores da Zona Azul têm fortes laços sociais com familiares e amigos. Gerenciamento de estresse: Os Blue Zoners têm maneiras saudáveis de gerenciar o estresse, como meditação e ioga. Senso de propósito: Os Blue Zoners têm um forte senso de propósito na vida. Se você estiver interessado em viver uma vida mais longa e saudável, considere adotar alguns dos hábitos dos Blue Zoners. Comer uma dieta saudável, praticar exercícios regularmente, cultivar relacionamentos sociais fortes, controlar o estresse e encontrar um senso de propósito na vida pode. ajudá-lo a viver uma vida mais longa e plena.

O QUE É A ZONA AZUL

A "Zona Azul" é um termo cunhado pelo jornalista Dan Buettner para identificar regiões do mundo onde as pessoas vivem mais e com mais saúde do que o resto da população global. Estas áreas incluem lugares como Okinawa no Japão, Ikaria na Grécia e Nicoya na Costa Rica, onde a longevidade é a norma, não a excepção. As regiões de longevidade, ou Zonas Azuis, são caracterizadas por uma série de factores que promovem a longevidade e a saúde, incluindo uma dieta rica em alimentos nutritivos, um estilo de vida activo, um forte sentido de comunidade e fortes ligações sociais, bem como a gestão do stress e uma atitude positiva. mentalidade.

Os segredos nutricionais das populações centenárias presentes nas Zonas Azuis incluem uma grande variedade de alimentos vegetais como frutas, vegetais, legumes e cereais integrais, com consumo moderado de proteínas animais e gorduras saudáveis. Estas populações tendem a seguir uma dieta rica em antioxidantes, vitaminas e minerais, com especial atenção à moderação e equilíbrio das refeições. Além disso, praticam frequentemente jejum intermitente e adotam práticas alimentares que promovem a saúde digestiva e metabólica, contribuindo assim para a sua longevidade e vitalidade.

BENEFÍCIOS DE UMA DIETA DA ZONA AZUL

"Não é nenhum segredo que mais plantas são o caminho a percorrer e todas as zonas azuis enfatizam uma dieta baseada em vegetais", mudar para uma dieta da zona azul pode ter os seguintes benefícios: Longevidade Foi sugerido que as pessoas na zona azul vivem muito e vidas saudáveis (até 90 e 10). Melhorar a saúde mental Obviamente, o que você come pode afetar sua saúde física, mas também afeta seu humor e bem-estar mental. Isto significa que, como demonstra a Dieta da Zona Azul, quanto mais alimentos integrais de alta qualidade, melhor.

AS REGIÕES DA LONGEVIDADE

As Zonas Azuis são cinco áreas do mundo onde existe uma concentração excepcional de centenários, ou seja, pessoas que vivem além dos 100 anos de idade. Essas áreas são:

Ogliastra, Sardenha, Itália: Localizada no coração da Sardenha, Ogliastra é famosa pela sua dieta mediterrânica rica em frutas, vegetais, legumes, cereais integrais e peixe. Os moradores da área também são muito ativos fisicamente e desfrutam de um forte senso de comunidade.

Okinawa, Japão: Okinawa é um arquipélago de ilhas localizado ao sul do Japão. Os okinawanos comem uma dieta tradicional de alimentos vegetais fermentados, peixes e algas marinhas. Eles também praticam atividades físicas regularmente, como tai chi e jardinagem.

Loma Linda, Califórnia, Estados Unidos: Loma Linda é uma cidade californiana habitada por uma grande comunidade de adventistas do sétimo dia. Os adventistas do sétimo dia são conhecidos por sua dieta vegetariana, abstenção de fumar e ênfase em exercícios e descanso.

Península de Nicoya, Costa Rica: A Península de Nicoya está localizada na costa oeste da Costa Rica. Os habitantes da península têm uma dieta rica em feijão, arroz e frutas. Eles também são muito ativos fisicamente e vivem em um ambiente calmo e descontraído.

Ikaria, Grécia: Ikaria é uma ilha grega localizada no Mar Egeu. Os habitantes de Ikaria seguem uma dieta mediterrânica semelhante à de Ogliastra. Eles também são conhecidos pelo hábito de beber vinho tinto com moderação e por viver uma vida livre de estresse.

Os investigadores que estudam as Zonas Azuis descobriram que vários factores contribuem para a longevidade dos habitantes destas áreas, incluindo:

Alimentação: A alimentação das populações das Zonas Azuis é rica em frutas, vegetais, legumes, cereais integrais e peixes. Esses alimentos são ricos em nutrientes essenciais para uma boa saúde e podem ajudar a proteger contra doenças crônicas.

Atividade física: Os residentes da Zona Azul são geralmente muito ativos fisicamente. Praticam atividade física regularmente, tanto no trabalho diário quanto no lazer.

Sentido de comunidade: Os residentes da Zona Azul desfrutam de um forte sentido de comunidade.

Gestão do Stress: Os residentes da Zona Azul desenvolveram mecanismos saudáveis para gerir o stress. Eles praticam técnicas de relaxamento, como meditação e ioga, e passam algum tempo na natureza.

Sono adequado: Os residentes da Zona Azul dormem em média 7 a 8 horas por noite. O sono adequado é importante para a saúde física e mental.

Se você estiver interessado em viver uma vida mais longa e saudável, considere adotar alguns dos princípios do estilo de vida das Zonas Azuis. Faça uma dieta rica em frutas, vegetais, legumes e grãos integrais. Faça atividade física regularmente. Cultive um senso de comunidade em sua vida. Gerencie o estresse de maneira saudável. E certifique-se de dormir o suficiente. Seguindo essas dicas, você pode aumentar suas chances de viver uma vida longa, saudável e feliz.

OS SEGREDOS DA NUTRIÇÃO DAS POPULAÇÕES CENTENÁRIAS

As Zonas Azuis são cinco regiões do mundo onde as pessoas vivem vidas excepcionalmente longas e saudáveis. Esses locais têm chamado a atenção de pesquisadores que estudam fatores que contribuem para a longevidade. A nutrição desempenha um papel fundamental na saúde e longevidade dos habitantes das Zonas Azuis. A sua alimentação é caracterizada por alguns elementos-chave:

1. Abundância de alimentos vegetais:

Frutas, vegetais, legumes e cereais integrais são a base da alimentação das populações centenárias. Esses alimentos são ricos em fibras, vitaminas, minerais e antioxidantes, essenciais para uma boa saúde e podem ajudar a proteger contra doenças crônicas.

2. Consumo moderado de proteínas:

A proteína é importante para a saúde, mas os moradores da Zona Azul a consomem com moderação. Suas fontes preferidas de proteína incluem legumes, peixes, ovos e laticínios.

3. Gorduras Saudáveis:

Os residentes da Zona Azul consomem gorduras saudáveis provenientes de fontes como azeitonas, nozes, abacates e peixes. Essas gorduras podem ajudar a melhorar a saúde do coração e reduzir o risco de doenças crônicas.

4. Limitação de açúcares refinados e grãos:

Os residentes da Zona Azul consomem quantidades limitadas de açúcares refinados e grãos. Esses alimentos podem aumentar o risco de obesidade, diabetes e doenças cardíacas.

5. Hidratação adequada:

A água é essencial para a saúde e os moradores da Zona Azul bebem bastante água ao longo do dia.

Além destes elementos-chave, a dieta das populações centenárias é frequentemente caracterizada por:

Alimentos frescos e sazonais: os Blue Zoners comem alimentos frescos e sazonais, ricos em nutrientes.

Culinária caseira: a maioria dos Blue Zoners prepara suas refeições em casa, o que lhes permite controlar os ingredientes e o método de cozimento.

Refeições lentas e conscientes: Os Blue Zoners desfrutam de suas refeições de forma lenta e consciente, o que pode ajudar a melhorar a digestão e a absorção de nutrientes.

Um sentido de comunidade: As refeições são muitas vezes uma oportunidade para se reunir com a família e amigos, o que pode proporcionar um sentimento de pertença e apoio social.

Seguindo os princípios alimentares das populações centenárias, você pode melhorar sua saúde e aumentar suas chances de viver uma vida longa e saudável.

Lembre-se de que a nutrição é apenas um fator que contribui para a longevidade. Outros factores importantes incluem actividade física, gestão do stress, sono adequado e uma atitude positiva.

Com um pouco de esforço e dedicação, você pode adotar alguns dos princípios alimentares das Zonas Azuis em sua vida e começar a colher os benefícios para sua saúde e bem-estar.

OS PRINCÍPIOS FUNDAMENTAIS DA DIETA DA ZONA AZUL

A Dieta da Zona Azul é inspirada nos hábitos alimentares das pessoas que vivem nas Zonas Azuis, cinco áreas do mundo com maior concentração de centenários. Esses princípios baseiam-se em uma dieta rica em alimentos vegetais, pobre em gorduras saturadas e açúcares adicionados e moderada em calorias. Aqui estão os princípios fundamentais da Dieta da Zona Azul:

1. Ênfase em alimentos vegetais:

Frutas e vegetais: Devem constituir a base da sua dieta. Legumes: Lentilhas, feijões e grão de bico são excelentes fontes de proteínas, fibras e minerais vegetais.

Grãos integrais: Escolha grãos integrais como arroz integral, quinoa e aveia em vez de grãos refinados.

Nozes e sementes: São uma boa fonte de gorduras saudáveis, proteínas e fibras.

2. Proteína Magra:

Consuma quantidades moderadas de proteína magra de fontes como peixes, aves, legumes e laticínios com baixo teor de gordura. Limite as carnes vermelhas e processadas.

3. Gorduras Saudáveis:

Escolha gorduras saudáveis, como as do azeite, abacate, nozes e sementes. Limite as gorduras saturadas e trans.

4. Limite os açúcares adicionados: Reduza o consumo de açúcar refinado, xaropes e adoçantes artificiais. Escolha frutas e vegetais frescos como fonte natural de doçura. 5. Moderação de calorias: Coma até ficar satisfeito, mas evite comer demais. Preste atenção ao tamanho das porções para manter um peso corporal saudável.

Outras dicas importantes: Beba bastante água: É importante manter-se hidratado ao longo do dia. Cozinhar em casa: Cozinhar em casa permite controlar os ingredientes e o método de cozimento. Faça refeições lentas e conscientes: reserve um tempo para saborear sua comida e saborear cada mordida. Pratique exercícios regularmente: A atividade física é importante para sua saúde geral e pode ajudá-lo a viver mais. Gerenciar o estresse: O estresse crônico pode ter um impacto negativo na sua saúde. Encontre maneiras saudáveis de controlar o estresse, como meditação ou ioga. Durma o suficiente: O sono adequado é importante para a saúde física e mental. Seguindo estes princípios básicos, você pode melhorar sua saúde e aumentar suas chances de viver uma vida longa e saudável. Lembre-se que a Dieta da Zona Azul não é uma dieta rigorosa, mas sim um estilo de vida. Trata-se de fazer escolhas alimentares saudáveis e adotar hábitos que promovam a longevidade e o bem-estar.

A BASE CIENTÍFICA DA DIETA DA ZONA AZUL

A Dieta da Zona Azul é baseada em décadas de pesquisas científicas que demonstram os benefícios de uma dieta baseada em vegetais, rica em nutrientes e moderada em calorias para a saúde e a longevidade.

Aqui estão algumas das principais evidências científicas que apoiam a Dieta da Zona Azul:

1. Redução do risco de doenças crónicas:

Doença cardíaca: A Dieta da Zona Azul está associada a um menor risco de doença cardíaca, a principal causa de morte em todo o mundo. Isso se deve ao alto consumo de frutas, verduras, legumes e grãos integrais, que são ricos em fibras, vitaminas, minerais e antioxidantes que podem ajudar a reduzir a pressão arterial, o colesterol LDL ("ruim") e o risco de infarto.

AVC: A Dieta da Zona Azul também está associada a um menor risco de acidente vascular cerebral. Isto se deve ao alto consumo de frutas, vegetais e peixes, ricos em nutrientes que podem ajudar a melhorar a circulação sanguínea e reduzir o risco de coágulos sanguíneos.

Diabetes tipo 2: A Dieta da Zona Azul pode ajudar a prevenir ou controlar o diabetes tipo 2, graças ao alto consumo de fibras e ao baixo consumo de açúcares adicionados, que ajudam a regular os níveis de açúcar no sangue.

Câncer: Algumas pesquisas sugerem que a Dieta da Zona Azul pode ajudar a reduzir o risco de certos tipos de câncer, como câncer de cólon e câncer de mama. Isso se deve ao alto consumo de frutas, verduras, legumes e grãos integrais, ricos em compostos vegetais com propriedades antitumorais.

2. Maior longevidade:

Estudos em Zonas Azuis: Estudos realizados em Zonas Azuis mostraram que os habitantes destas regiões têm uma esperança média de vida mais longa do que a média global. Isto foi atribuído em parte à sua dieta, que é rica em alimentos vegetais e pobre em gorduras saturadas e açúcares adicionados. Pesquisa sobre alimentos específicos: Algumas pesquisas sugerem que o consumo de certos alimentos, como frutas, vegetais, legumes e nozes, pode estar associado a um menor risco de morte e ao aumento da longevidade.

3. Melhor saúde mental:

Dieta e humor: Algumas pesquisas sugerem que uma dieta saudável pode melhorar o humor e reduzir o risco de depressão.

Isso se deve ao alto consumo de frutas, vegetais e peixes, ricos em nutrientes que podem influenciar positivamente a produção de neurotransmissores no cérebro. Dieta e função cognitiva: Algumas pesquisas sugerem que uma dieta saudável pode ajudar a melhorar a função cognitiva e reduzir o risco de declínio cognitivo e demência. Isso se deve ao alto consumo de frutas, verduras, legumes e grãos integrais, ricos em nutrientes importantes para a saúde do cérebro.

É importante destacar que a Dieta da Zona Azul é apenas um fator que contribui para a saúde e a longevidade. Outros factores importantes incluem actividade física, gestão do stress, sono adequado e uma atitude positiva.

EQUILIBRIO MACRO NUTRIENTES

A Dieta da Zona Azul enfatiza uma dieta baseada em vegetais, rica em nutrientes e moderada em calorias, em vez de contar especificamente macronutrientes (carboidratos, proteínas, gorduras). No entanto, equilibrar os macronutrientes ainda pode ser útil para se sentir saciado e fornecer ao corpo a energia necessária. Aqui estão algumas considerações sobre o equilíbrio de macronutrientes na Dieta da Zona Azul:

1. Ênfase em carboidratos complexos:

A Dieta da Zona Azul concentra-se em frutas, vegetais, legumes e grãos integrais. Esses alimentos são naturalmente ricos em carboidratos complexos, que liberam energia lentamente e ajudam a manter os níveis de açúcar no sangue estáveis.

Procure consumir a maior parte dos carboidratos provenientes de fontes vegetais inteiras, em vez de fontes refinadas, como pão branco, macarrão branco e arroz branco.

2. Proteína moderada:

A Dieta da Zona Azul incentiva a inclusão de fontes de proteína magra, como peixes, aves, legumes e laticínios com baixo teor de gordura.

A quantidade de proteína necessária depende de vários fatores, como idade, sexo, nível de atividade e objetivos de saúde. Em geral, uma pessoa média precisa de cerca de 0,8 gramas de proteína por quilo de peso corporal por dia.

3. Gorduras Saudáveis:

A Dieta da Zona Azul incentiva a inclusão de gorduras saudáveis de azeite, abacate, nozes e sementes. Essas gorduras são essenciais para a saúde do coração, do cérebro e para a absorção de algumas vitaminas lipossolúveis.

Uma maneira fácil de equilibrar os macronutrientes na Dieta da Zona Azul é seguir o plano de alimentação saudável: Metade do prato: Encha metade do prato com frutas e vegetais. Um quarto do seu prato: Encha um quarto do seu prato com grãos integrais, como arroz integral, quinoa ou aveia. Quarto do seu prato: Preencha o último quarto do seu prato com proteínas magras ou gorduras saudáveis. Este método irá naturalmente ajudá-lo a consumir a maioria dos carboidratos de fontes vegetais e incluir quantidades moderadas de proteínas e gorduras saudáveis. Além disso: coma até ficar satisfeito, mas evite comer compulsivamente. Não há necessidade de contar calorias rigidamente: a Dieta da Zona Azul concentra-se em escolhas alimentares saudáveis, em vez de restrição calórica. Consulte um nutricionista: Se você tiver dúvidas ou precisar de um plano personalizado, consulte um nutricionista credenciado que pode ajudá-lo a equilibrar os macronutrientes de acordo com suas necessidades individuais.

IMPLEMENTE O ESTILO DE VIDA DA ZONA AZUL

Adotar o estilo de vida da Zona Azul vai além da dieta. Trata-se de incorporar hábitos que promovam a longevidade e o bem-estar geral. Aqui estão alguns passos para implementar o estilo de vida da Zona Azul em sua vida diária:

1. Poder:

Siga os princípios da Dieta da Zona Azul:

Aumente o consumo de frutas, vegetais, legumes e grãos integrais.

Inclua fontes de proteína magra, como peixes, aves, legumes e laticínios com baixo teor de gordura.

Escolha gorduras saudáveis de azeite, abacate, nozes e sementes.

Limite a adição de açúcares, grãos refinados e carnes vermelhas.

Planeje suas refeições semanais e prepare as refeições com antecedência para maior adesão.

2. Atividade física:

Seja ativo todos os dias:

Você não precisa ingressar em uma academia. Caminhar, andar de bicicleta, nadar, dançar ou fazer jardinagem são ótimas atividades.

Procure fazer pelo menos 30 minutos de atividade física moderada na maioria dos dias da semana.

Encontre uma atividade que você goste e que possa integrar à sua rotina diária.

3. Propósito na vida:

Ter um senso de propósito e significado na vida é crucial.

Encontre algo pelo qual você seja apaixonado e que o motive a acordar todas as manhãs.

Pode ser um trabalho que você adora, um hobby criativo ou voluntariado. Ter metas e planos para o futuro pode ajudá-lo a permanecer motivado e positivo.

4. Gerencie o estresse:

Encontre maneiras saudáveis de controlar o estresse, como meditação, ioga, tai chi ou simplesmente passar um tempo na natureza. Aprenda a dizer não quando necessário e a delegar tarefas quando possível.

Práticas de respiração profunda e técnicas de relaxamento podem ajudá-lo a controlar o estresse diário.

5. Sentido de comunidade:

Cultivar relacionamentos fortes e positivos é importante para a saúde e o bem-estar.

Passe tempo com a família e amigos que o apoiam e fazem você se sentir bem. Se envolva na sua comunidade. Sentir-se parte de algo maior que você pode contribuir para uma vida mais longa e feliz.

6. Sono adequado: Procure dormir de 7 a 8 horas por noite. Crie uma rotina de sono regular e relaxante. Evite telas brilhantes e atividades estimulantes antes de dormir.

7. Compromisso de longo prazo:

Adotar o estilo de vida da Zona Azul é um compromisso de longo prazo. Não espere resultados imediatos. Concentre-se em fazer mudanças pequenas e sustentáveis em sua rotina diária.

Comemore seus sucessos e não desanime com erros.

Lembre-se de que cada pequena mudança positiva contribuirá para a sua saúde e longevidade a longo prazo.

Além disso: implementar o estilo de vida da Zona Azul não significa tornar-se perfeito. Trata-se de fazer escolhas positivas para sua saúde e bem-estar todos os dias. Com um pouco de trabalho duro e dedicação, você pode viver uma vida mais longa, saudável e feliz.

CONCLUSÕES - O FUTURO DA DIETA DA ZONA AZUL

A Dieta da Zona Azul baseia-se em bases científicas sólidas e oferece uma abordagem prática e realista para uma vida mais longa e saudável. Aqui estão algumas das razões pelas quais a Dieta da Zona Azul veio para ficar:

Baseia-se em alimentos integrais e nutritivos: A Dieta da Zona Azul enfatiza o consumo de frutas, vegetais, legumes, grãos integrais e proteínas magras, todos alimentos ricos em nutrientes essenciais para a saúde. Promove um estilo de vida saudável: Além da dieta alimentar, a Dieta da Zona Azul incentiva a atividade física regular, o controle do estresse, o sono adequado e o cultivo de relações sociais positivas, que contribuem para a longevidade e o bem-estar geral. É flexível e adaptável: A Dieta da Zona Azul não é uma dieta rígida, mas sim um guia flexível que pode ser adaptado às necessidades e preferências individuais.

É delicioso e agradável: Existem inúmeras receitas deliciosas e nutritivas que se enquadram nos princípios da Dieta da Zona Azul. É apoiada por evidências científicas: A Dieta da Zona Azul é apoiada por um corpo crescente de pesquisas científicas que demonstram seus benefícios para a saúde e longevidade. À medida que a investigação sobre a Dieta da Zona Azul avança e mais pessoas adoptam os seus princípios, o seu impacto na saúde pública provavelmente aumentará. A Dieta da Zona Azul tem potencial para reduzir a incidência de doenças crónicas, melhorar a qualidade de vida e aumentar a esperança de vida em todo o mundo. Além da sua aplicação individual, a Dieta da Zona Azul também pode ser usada para informar políticas e intervenções a nível populacional. A promoção de dietas à base de vegetais, o incentivo à actividade física e a criação de ambientes que promovam a socialização e a gestão do stress podem ter um impacto positivo na saúde e no bem-estar de comunidades inteiras.

Em última análise, o futuro da Dieta da Zona Azul é brilhante. Com ênfase em alimentos integrais, um estilo de vida saudável e a busca pelo bem-estar, a Dieta da Zona Azul oferece um caminho promissor para uma vida mais longa, saudável e feliz para todos. Além do acima exposto, aqui estão alguns pontos adicionais a serem considerados: Pesquisa em andamento: A pesquisa sobre a Dieta da Zona Azul está em constante evolução e cada vez mais benefícios à saúde estão sendo descobertos. Novas tecnologias: Novas tecnologias podem ser utilizadas para tornar a Dieta da Zona Azul mais acessível e personalizada. Educação e conscientização: É importante aumentar a conscientização sobre os benefícios da Dieta da Zona Azul e fornecer às pessoas os recursos necessários para adotá-la. Juntos, estes factores podem ajudar a tornar a Dieta da Zona Azul uma força poderosa para melhorar a saúde e o bem-estar das pessoas em todo o mundo.

DICAS FINAIS PARA ADOTAR UM ESTILO DE VIDA SAUDÁVEL E DURADOURO

Conselhos finais para adotar um estilo de vida saudável e duradouro

Adotar um estilo de vida saudável e duradouro não é uma tarefa impossível. Trata-se de fazer escolhas conscientes e positivas todos os dias. Aqui estão algumas dicas finais para ajudá-lo a começar:

1. Comece com pequenos passos: Você não precisa virar sua vida de cabeça para baixo da noite para o dia. Comece com pequenas mudanças que você possa sustentar ao longo do tempo. Por exemplo, você pode começar a adicionar mais frutas e vegetais à sua dieta, fazer caminhadas diárias ou dedicar 10 minutos por dia à meditação.

2. Encontre a sua motivação: O que o leva a querer viver uma vida mais longa e saudável? Ter um objetivo claro pode ajudá-lo a permanecer motivado a longo prazo.

3. Perceba os benefícios: Reserve um tempo para aprender sobre os benefícios de um estilo de vida saudável. Isso o ajudará a manter o foco em seus objetivos e a superar os desafios que poderá encontrar ao longo do caminho.

4. Não desanime com erros: todo mundo comete erros. Se você falhar, não desista. Simplesmente comece de onde parou.

5. Encontre apoio: Cerque-se de pessoas que o apoiam em sua jornada para um estilo de vida saudável. Isto pode incluir família, amigos, um grupo de apoio ou um nutricionista.

6. Ouça o seu corpo: Preste atenção aos sinais do seu corpo. Se você se sentir cansado, estressado ou fatigado, reserve um tempo para descansar e recarregar as energias.

7. Divirta-se! Um estilo de vida saudável não precisa ser chato. Encontre maneiras de se divertir enquanto faz escolhas saudáveis.

Lembre-se de que um estilo de vida saudável e duradouro é uma jornada, não um destino. Aproveite o processo e comemore seus sucessos ao longo do caminho. Além das dicas acima, aqui estão alguns recursos que podem ser úteis: Com um pouco de trabalho e dedicação, você pode viver uma vida mais longa, saudável e feliz.

RECEITAS DE APERITIVOS

SALADA DE FEIJÃO BRANCO COM TOMATE E CEBOLA

Tempo de preparo: 10 minutos

Tempo de cozimento: N/A

Doses para 4 pessoas:

Ingredientes:

Feijão branco cozido: 200 g

Tomate: 1 médio

Cebola roxa: 1/2

Azeite: 1 colher de sopa

Suco de limão: 1 colher de sopa

Sal a gosto

Pimenta conforme necessário

Preparação:

Lave o feijão branco cozido em água corrente. Corte o tomate em cubos e a cebola roxa em rodelas finas. Numa tigela grande, misture o feijão branco, o tomate, a cebola roxa, o azeite, o sumo de limão, o sal e a pimenta. Misture bem para combinar os ingredientes. Sirva a salada imediatamente ou guarde na geladeira por até 2 dias.

ESPETOS DE TOMATE E MUSSARELA

Tempo de preparo: 5 minutos

Tempo de cozimento: N/A

Doses para 4 pessoas:

Ingredientes:

Tomate: 1 médio

Mussarela fresca: 1

Manjericão fresco: 12 folhas

Azeite: 1 colher de sopa

Sal a gosto

Pimenta conforme necessário

Preparação:

Corte o tomate e a mussarela em cubos. Lave as folhas de manjericão. No espeto, alterne os tomates, a mussarela e as folhas de manjericão. Regue com azeite, sal e pimenta. Sirva os espetos imediatamente.

HUMMUS COM LEGUMES FRESCOS

Tempo de preparo: 15 minutos

Tempo de cozimento: N/A

Doses para 4 pessoas:

Ingredientes:

Grão de bico cozido: 400 g

Tahine: 1/4 xícara

Suco de limão: 1/4 xícara

Alho: 2 dentes

Água: 1/4 xícara

Azeite: 1/4 xícara

Sal a gosto

Pimenta conforme necessário

Legumes frescos: cenoura, aipo,

pimentão (a gosto)

Preparação:

Lave o grão de bico cozido em água corrente.
Em um processador de alimentos, bata o
grão de bico, o tahine, o suco de limão, o
alho, a água e o azeite até ficar homogêneo e
cremoso. Adicione sal e pimenta a gosto.
Sirva o homus com legumes frescos cortados
em palitos.

OVOS COZIDOS COM ABACATE

Tempo de preparo: 10 minutos

Tempo de cozimento: 10 minutos

Doses para 4 pessoas:

Ingredientes:

Ovos: 4

Abacate: 2

Sal a gosto

Pimenta conforme necessário

Preparação:

Cozinhe os ovos em água fervente por 10 minutos ou até o ponto desejado. Descasque os ovos e corte-os ao meio. Fatie os abacates. Decore os ovos cozidos com abacate, sal e pimenta. Sirva imediatamente.

SALADA DE QUINOA COM LEGUMES GRELHADOS

Tempo de preparo: 20 minutos

Tempo de cozimento: 15 minutos para quinoa,

15-20 minutos para legumes grelhados

Doses para 4 pessoas:

Ingredientes:

Quinua: 1 xícara

Água ou caldo de legumes: 2 xícaras

Abobrinha: 1 média

Berinjela: 1 média

Pimenta vermelha: 1

Cebola roxa: 1

Azeite: 3 colheres de sopa

Sal a gosto

Pimenta conforme necessário

Preparação:

Lave a quinoa em água corrente. Em uma panela média, cozinhe a quinoa na água ou no caldo de legumes em fogo baixo por 15 minutos ou até que o líquido seja absorvido. Entretanto, corte as curgetes, as beringelas, os pimentos e a cebola roxa em pequenos pedaços. Aqueça o azeite em uma frigideira em fogo médio-alto. Grelhe os vegetais por 15 a 20 minutos, virando ocasionalmente, até ficarem macios e levemente carbonizados. Escorra a quinoa cozida e deixe esfriar um pouco. Em uma tigela grande, misture a quinoa resfriada, os legumes grelhados, o sal e a pimenta. Misture bem para combinar os ingredientes. Sirva a salada imediatamente.

SALADA DE GRÃO DE BICO COM ERVA DOCE E LARANJA

Tempo de preparo: 15 minutos

Tempo de cozimento: N/A

Doses para 4 pessoas:

Ingredientes:

Grão de bico cozido: 200 g

Funcho: 1 médio

Laranja: 1

Azeite: 1/4 xícara

Suco de limão: 2 colheres de sopa

Vinagre balsâmico: 1 colher de sopa

Sal a gosto

Pimenta conforme necessário

Preparação:

Lave o grão de bico cozido em água corrente. Corte a erva-doce em rodelas finas e a laranja em gomos. Numa tigela grande, misture o grão de bico, a erva-doce, a laranja, o azeite, o suco de limão, o vinagre balsâmico, o sal e a pimenta. Misture bem para combinar os ingredientes. Sirva a salada imediatamente ou guarde na geladeira por até 2 dias.

MELÃO COM QUEIJO FETA E HORTELÃ

65

Tempo de preparo: 10 minutos

Tempo de cozimento: N/A

Doses para 4 pessoas:

Ingredientes:

Melão: 1/2

Feta: 200g

Hortelã fresca: 1/4 xícara

Azeite: 1 colher de sopa

Sal a gosto

Pimenta conforme necessário

Preparação:

Corte o melão em rodelas, retire as sementes e descasque. Corte o queijo feta em cubos. Pique finamente as folhas de hortelã. Numa tigela, misture o melão fatiado, o queijo feta picado, a hortelã picada, o azeite, o sal e a pimenta. Mexa delicadamente para combinar os ingredientes. Sirva imediatamente a salada de melão com queijo feta e hortelã ou leve à geladeira por até 2 dias.

ROLINHOS DE PRESUNTO E RICOTA

Tempo de preparo: 15 minutos

Tempo de cozimento: N/A

Doses para 4 pessoas:

Ingredientes:

Presunto cru: 8 fatias

Ricota: 250g

Ervas frescas picadas:

1/4 xícara (manjericão,

salsa, cebolinha)

Sal a gosto

Pimenta conforme necessário

Preparação:

Em uma tigela, misture a ricota com as ervas frescas picadas, o sal e a pimenta. Espalhe as fatias de presunto cru sobre uma superfície de trabalho. Espalhe uma colher da mistura de ricota em cada fatia de presunto. Enrole as fatias de presunto para formar rolinhos. Corte os rolos ao meio na diagonal. Sirva imediatamente os rolinhos de presunto e ricota ou leve à geladeira por até 2 dias.

LEGUMES GRELHADOS COM MOLHO TZATZIKI

Tempo de preparo: 20 minutos

Tempo de cozimento: 15 minutos

para os legumes grelhados,

10 minutos para o molho tzatziki

Doses para 4 pessoas:

Ingredientes:

Abobrinha: 2 médias

Berinjela: 1 média

Pimenta vermelha: 1

Cebola roxa: 1

Azeite: 3 colheres de sopa

Sal a gosto

Pimenta conforme necessário

Ingredientes para o molho tzatziki:

Iogurte grego: 200 g

Pepino: 1 médio

Alho: 1 dente

Endro fresco: 1/4 xícara

Suco de limão: 1 colher de sopa

Sal a gosto

Pimenta conforme necessário

Preparação:

Para os legumes grelhados: Corte as abobrinhas, as beringelas, os pimentos e a cebola roxa em pedaços pequenos. Aqueça o azeite em uma frigideira em fogo médio-alto. Grelhe os legumes por 15 minutos, virando de vez em quando, até ficarem macios e ligeiramente carbonizados.

Escorra os legumes grelhados e deixe esfriar um pouco. Para o molho tzatziki: Em uma tigela, misture o iogurte grego, o pepino ralado, o alho picado, o endro fresco picado, o suco de limão, o sal e a pimenta. Misture bem para combinar os ingredientes. Cubra o molho tzatziki e leve à geladeira por pelo menos 30 minutos antes de servir. Para compor o prato: Disponha os legumes grelhados num prato de servir. Despeje o molho tzatziki sobre os legumes grelhados. Sirva imediatamente.

CANAPÉS DE ABACATE E SALMÃO DEFUMADO

Tempo de preparo: 10 minutos

Tempo de cozimento: N/A

Doses para 4 pessoas:

Ingredientes:

Pão integral: 8 fatias

Abacate: 2 maduros

Salmão defumado: 200 g

Suco de limão: 1/4 xícara

Sal a gosto

Pimenta conforme necessário

Preparação:

Torre as fatias de pão integral. Amasse os abacates em uma tigela e regue com suco de limão para evitar que escureçam. Espalhe o abacate torrado em cada fatia de pão. Disponha o salmão defumado nas tortinhas de abacate. Tempere com sal e pimenta a gosto. Sirva imediatamente os canapés de abacate e salmão defumado.

GUACAMOLE

Dificuldade: Muito fácil

Preparação: 20 minutos

Doses para: 6 pessoas

Baixo custo

ingredientes

Abacate (2) 500 g

Cebola branca (metade) 35 g

Suco de limão 35 g

Coentro a gosto

Tomates de cobre 1

Sal até 1 pitada

Preparação

Para preparar o guacamole, primeiro descasque e pique finamente a cebola 1, depois pique também os coentros 2. Divida o abacate ao meio e retire o caroço 3. Retire a polpa com a ajuda de uma colher e deite dentro de um pilão 4. Adicione o sumo de lima 5 e comece a esmagar até obter um creme 6. Adicione também a cebola picada 7 e os coentros 8 e amasse novamente para misturar tudo, depois adicione o sal 9. Se gosta de comidas picantes, nesta altura pode adicione pimenta fresca ou algumas gotas de Tabasco. Por fim, corte o tomate em cubos 10 e adicione ao molho 11. Seu molho de guacamole está pronto para ser servido.

ALMÔNDEGAS DE ATUM E BATATA

Dificuldade: Fácil

Preparação: 25 minutos

Cozinhando: 45 minutos

Doses para: 15 peças

ingredientes

Atum natural escorrido 110 g

Batatas 650g

Tomilho a gosto

Sálvia a gosto

Sal a gosto

Pimenta preta a gosto

Raspas de limão 1

Para empanar e fritar

Ovos 2

Pão ralado 150 g

Óleo de semente a gosto

Preparação

Para preparar as almôndegas de atum e batata, ferva primeiro as batatas em água fria 1 durante cerca de 40 minutos 2. Este tempo varia de acordo com o tamanho das batatas. Para verificar se estão cozidas, experimente picá-las com um garfo, se forem os dentes. eles entrarão facilmente, o que significa que estão cozidos. Neste ponto, escorra e descasque; em seguida amasse-os numa tigela, utilizando o utensílio adequado 3. Deixe arrefecer e entretanto prepare o tomilho picado e a sálvia 4. Assim que as batatas já não estiverem quentes, adicione o atum, os aromáticos picados 5, e tempere com sal 6. Adicione a pimenta 7 e as raspas de limão 8 e misture tudo com um garfo 9 até obter uma mistura uniforme. Neste ponto prepare almôndegas de aproximadamente 25 g 10, depois mergulhe primeiro no ovo batido 11 e depois na farinha de rosca 12. Entretanto, enquanto prepara as almôndegas, deite o azeite numa frigideira e aqueça até atingir a temperatura de 170 °. Assim que estiver bem quente, mergulhe alguns pedaços de cada vez 14. Frite as almôndegas de atum e batata por cerca de 3 minutos, depois escorra com uma escumadeira e transfira para uma folha de papel para fritar 14. Termine de fritar e sirva suas almôndegas de atum e batatas ferventes 15.

ROLINHOS PRIMAVERA

Dificuldade: Fácil

Preparação: 30 minutos

Cozinhando: 20 minutos

Doses para: 8 peças

Custo médio

ingredientes

Folhas em rolo (21,5 x 21,5 cm) 8 folhas

Repolho) 300 g Cenouras 60 g, Cebola branca 50 g

Vinho de arroz 30 g, óleo de amendoim a gosto

Sal a gosto

Pimenta branca (ou preta) a gosto

Claras de ovo a gosto

Óleo de semente de amendoim

Preparação

Para preparar os rolinhos primavera, primeiro descongele as folhas de massa prontas e cubra-as com um pano levemente úmido para evitar que ressequem. Descasque e corte o repolho 1, as cebolas 2 e as cenouras 3 em tiras finas Aqueça a wok em fogo alto, despeje o óleo vegetal e as cebolas 4. Frite por alguns minutos e depois adicione as cenouras e a cebola. repolho 5. Tempere com sal e pimenta 6. Adicione também o vinho de arroz 7 e doure os legumes por 4-5 minutos: eles devem estar cozidos, mas ainda crocantes 8. Transfira os legumes para uma peneira para eliminar o excesso de líquidos e depois espalhe-os um pouco com os pauzinhos para preservar melhor a cor e a consistência 10.

Dobre o canto inferior para cima e enrole sem pressionar até cobrir o recheio 11, depois dobre os cantos das laterais em direção ao centro 12. Por fim, enrole o rolo de baixo para cima 13 e sele a massa umedecendo levemente as bordas com um pouco clara de ovo 14, você pode usar os dedos ou um pincel. Não pressione com muita força ou a massa pode quebrar. Proceda desta forma para formar todos os rolos 15. Agora aqueça novamente a wok e, em seguida, despeje bastante óleo de sementes 16 para levá-la a uma temperatura de 180°. Quando o óleo estiver quente, abaixe um pouco o fogo e frite alguns rolinhos de cada vez 17, virando-os dos dois lados 18. Quando estiverem dourados dos dois lados, escorra os rolinhos 19 e coloque-os sobre papel de cozinha para absorver o excesso. óleo 20. Sirva seus rolinhos primavera ainda quentes acompanhados de molho picante ou agridoce!

VITELLO TONNATO

Dificuldade: Fácil

Preparação: 30 minutos

Cozinhando: 55 minutos

Doses para: 4 pessoas

Custo: Alto

ingredientes

Vitela (redonda ou prateada) 800 g

Aipo 1 costela

Cenouras 1

Cebola dourada 1

Alho 1 dente

Vinho branco 250g

Água 1,5l

Azeite virgem extra 3 colheres de sopa

Pimenta preta a gosto

Sal a gosto

Para o molho, 2 ovos

Atum em óleo escorrido 100 g

Anchovas em óleo 3 filés

Alcaparras salgadas 5 g

Alcaparras para decorar a gosto

Caldo de carne 150 g

Preparação

Para preparar a vitela com molho de atum, comece por limpar os legumes que serão utilizados para cozinhar a carne. Lave-os, descasque a cenoura e limpe-a, corte-a em pedaços pequenos. Em seguida, retire as pontas do aipo e corte-o em pedaços pequenos 1. Descasque a cebola e divida em 2 partes, limpe o alho e sirva inteiro. Passe à limpeza da carne, eliminando qualquer cartilagem e fios de gordura 2. Coloque.

o pedaço de prata 3 em uma panela grande. Adicione os legumes picados e 4 grãos de alho e pimenta preta. Despeje o vinho branco 7 e depois a água 8 que deve cobrir tudo. Tempere com sal e em seguida adicione o azeite. 9. Ligue o fogão e espere ferver. Retire aos poucos a espuma que vem à superfície 10. Em seguida feche a tampa e abaixe um pouco o fogo, deixando cozinhar por cerca de 40-45 minutos: lembrando que para cada 500 g de carne são necessários cerca de 30 minutos de cozimento. O importante é que o coração da carne não ultrapasse os 65°, que devem ser medidos com termômetro de cozinha. Depois de cozido o pedaço de carne, escorra-o 11 e deixe esfriar completamente 12. Em seguida, filtre o caldo 13. Serão necessários cerca de 150 g de caldo. Enquanto isso, prepare os ovos cozidos. Em uma panela com bastante água fria,

Ligue o fogão e conte 9 minutos a partir do momento da fervura. Depois de endurecerem, escorra-os e enxágue em água fria. Depois de esfriar, descasque-os e corte-os em 4 partes 15. Numa tigela despeje os gomos de ovo, o atum escorrido 16, as anchovas em óleo 17 e as alcaparras dessalgadas, por fim adicione o caldo aos poucos 19. Use o liquidificador submergir e adicionar mais caldo se necessário. Bata 20 até obter um creme homogêneo 21. Neste ponto a carne deve estar completamente fria. Corte em fatias finas com uma faca de lâmina lisa 22. Disponha as fatias num prato de servir e despeje o creme obtido no centro 24. Por fim decore com as alcaparras, umas inteiras e outras cortadas ao meio e o seu vitello com molho de atum está pronto.

VIEIRAS GRATINADAS

Dificuldade: Muito fácil

Preparação: 15 minutos

Cozinhando: 15 minutos

Doses para: 4 pessoas

Custo médio

ingredientes

Vieiras 8

Pão ralado 100 g

Pimenta preta a gosto

Sal a gosto

Azeite virgem extra 40 g

Raspas de limão 1, salsa a gosto

Tomilho a gosto

Manjerona a gosto

Preparação

Para gratinar as vieiras comece pelo pão ralado: pegue no pão ralado e retire a crosta (pode fazer croutons crocantes com a crosta que retirou); corte o pão ralado em cubos 1. Transfira para uma batedeira, junte o azeite 2, sal e pimenta a gosto 3, junte as ervas aromáticas, a salsa, a manjerona e o tomilho (4-5), e por fim rale as raspas de limão 6. Misture e você obterá esterco 7; com essas doses sua panela ficará úmida no ponto certo, para que o resultado fique saboroso e não fique muito seco. Pegue as vieiras e coloque-as num tabuleiro, com a casca voltada para a base de modo a rechear as vieiras com a panela obtida 8. Depois de distribuídas, cozinhe-as em forno ventilado pré-aquecido a 190° durante cerca de 15 minutos ou apenas como um crosta convidativa 9. Suas vieiras gratinadas estão prontas para serem servidas!

ALMÔNDEGAS DE ESPINAFRE E RICOTA

Dificuldade: Muito fácil

Preparação: 25 minutos

Cozinhando: 25 minutos

Doses para: 24 peças

Baixo custo

ingredientes

Espinafre já limpo 250 g

Ricota de leite de vaca 250 g

Parmesão para ralar 50 g

Pão ralado 40 g

Azeite virgem extra 20 g

Alho 1 dente

Sal a gosto

Pimenta preta a gosto, para empanar

1 ovo, pão ralado a gosto

Sal a gosto, Pimenta preta a gosto

Preparação

Para preparar as almôndegas de espinafre e ricota, comece por aquecer o azeite juntamente com um dente de alho inteiro 1, mergulhe os espinafres previamente lavados e deixe chiar em lume alto, cozinhando 5-6 minutos e mexendo sempre 2 até amolecerem completamente 3 Retire os alhos 4 e depois coloque os espinafres para escorrer num escorredor, esmagando-os ligeiramente com uma espátula para perder o excesso de água e deixe arrefecer assim 5; depois de frio, pique grosseiramente com uma faca 6. Neste ponto, despeje a ricota em uma tigela (se houver muita água escorra primeiro) e misture com a colher 7, depois acrescente o espinafre e o queijo ralado 8, tempere com sal e pimenta e amasse 9. Depois, para dar mais consistência às almôndegas, adicione o pão ralado 10 e continue amassando 11. Assim que a massa estiver pronta pode começar a formar as almôndegas. Depois pegue um pouco de massa, cerca de 20 gramas, e modele com as mãos 12; obterá assim aproximadamente 24-26 almôndegas 13. Aos poucos, passe-as delicadamente para uma tigela pequena onde você bateu o ovo junto com sal e pimenta 14, e depois para outra tigela pequena onde estará o pão ralado 15. Continue assim até terminar todos e arrume-os um a um num tabuleiro forrado com papel manteiga (16-17). Cozinhe as almôndegas de espinafre e ricota em forno pré-aquecido, em modo estático, a 200° por cerca de 20 minutos. Sirva-os bem quentes!

PANQUECAS DE BATATA CRISPY

Dificuldade: Fácil

Preparação: 20 minutos

Cozinhando: 20 minutos

Doses para: 20 peças

Custo: Muito baixo

ingredientes

Batatas (grandes) 4

00 farinha 2 colheres de sopa

Alecrim 2 raminhos

Sal a gosto

Pimenta preta a gosto

Azeite a gosto

Preparação

Lave e descasque as batatas, depois corte-as em tiras 1 (se tiver pode usar um ralador especial) e coloque-as numa tigela. Adicione algumas colheres de sopa de farinha 2 às agulhas de alecrim picadas grosseiramente 3 e misture para combinar os ingredientes. Adicione a pimenta 4 e o sal. Despeje alguns dedos de óleo em uma panela e deixe aquecer (180°), depois pegue colheradas da mistura e coloque no óleo quente, achatando a panqueca com os dentes de um garfo. Doure a panqueca dos dois lados 6 e escorra o excesso de óleo em papel de cozinha. Sirva as panquecas de batata crocantes ainda quentes.

CEBOLAS DOCES E AZEDAS

Dificuldade: Muito fácil

Preparação: 5 minutos

Cozinhando: 40 minutos

Doses para: 4 pessoas, Baixo custo

ingredientes

Cebola Boretana 600 g

Vinagre de maçã 40 g

Açúcar mascavo 40 g, Manteiga 30 g

Água 15 g, Tomilho 1 raminho

Sal a gosto

Pimenta preta a gosto

Preparação

Para preparar as cebolas agridoces, coloque 1 açúcar mascavo e 2 de água em uma panela. Derreta o açúcar em fogo baixo.

misture com uma colher de pau e acrescente a manteiga 3. Quando a manteiga também derreter, acrescente as cebolas previamente lavadas 4, salgadas 5 e apimentadas. Cozinhe por alguns minutos em fogo médio, mexendo sempre para cobri-los uniformemente com a cobertura 6. Agora adicione o vinagre 7. Deixe o cheiro forte do vinagre evaporar sem deixar o líquido secar 8, depois adicione o tomilho 9 Cubra com tampa e cozinhe em fogo médio-baixo por 30 minutos, mexendo ocasionalmente 10; se secarem ou ficarem muito coloridos pode-se molhá-los com um pouco de água. Após este tempo, verifique se as cebolas estão macias 11; se quiser uma consistência mais amanteigada pode continuar cozinhando por mais 10 minutos. Para engrossar ainda mais a cobertura você pode adicionar uma noz de manteiga fria no final do cozimento. Suas cebolas agridoces estão prontas!

BOLAS DE PEIXE

Dificuldade: Fácil

Preparação: 30 minutos

Cozinhando: 4 minutos

Doses para: 20 peças

Custo médio

ingredientes

Filé de bacalhau 700 g,

Pão ralado 100 g

Salsa 1 raminho, Tomilho a gosto

Ovos (médios) 2, Alho 1 dente

Sal a gosto

Pimenta preta a gosto

Parmesão para ralar 80 g

00 farinha a gosto, óleo de amendoim a gosto

Preparação

Para preparar os bolinhos de peixe, comece
por colocar o pão ralado no liquidificador 1,
bata bem 2 e coloque numa tigela. Retire as
espinhas dos filetes de bacalhau com a ajuda
de uma pinça e pique-os na batedeira
durante alguns segundos 3. Numa tigela
misture o bacalhau picado com o pão 4. Lave
e pique a salsa 5, depois coloque na tigela 6
junto com o tomilho. Tempere com os alhos
amassados 7 e o queijo ralado 8. De seguida
adicione os dois ovos 9. Tempere com sal 10 e
pimenta. Mexa bem para misturar tudo 11 e
com o seu

Com as mãos, forme bolas do tamanho de uma noz com cerca de 30 g de massa 12. Aos poucos, arrume as almôndegas num tabuleiro e obterá cerca de 20-25 13. Depois mergulhe na farinha 14-15. Frite as almôndegas 2/3 vezes em óleo de sementes bem quente, a cerca de 170°, por cerca de 3 minutos. Quando as almôndegas estiverem douradas, escorra-as do óleo com a ajuda de uma escumadeira 16 e coloque-as sobre papel absorvente 17 para secar o excesso de óleo. Desfrute de bolinhos de peixe quentes ou mornos!

ROLOS DE BERINGELA

Dificuldade: Muito fácil

Preparação: 15 minutos

Cozinhando: 30 minutos

Doses para: 12 peças

Custo: Muito baixo

ingredientes

Beringelas 650 g

Presunto Cozido 225 g

Purê de tomate 400 g

Azeite extra virgem a gosto

Sal a gosto

Pimenta preta a gosto

Próvola 225 g

Alho 1 dente

Manjericão a gosto

Preparação

Para preparar os rolinhos de berinjela, primeiro lave e seque as berinjelas, depois retire os talos e corte-os longitudinalmente com um bandolim para obter 15 rodelas com cerca de 1 cm de espessura. 1. Disponha as rodelas de berinjela em uma assadeira forrada com papel manteiga, azeite, 2 sal e pimenta. Agora cozinhe 3 em forno pré-aquecido a 210 graus por 10 minutos. Entretanto prepare o molho de tomate. Despeje um fiozinho de azeite e um dente de alho em uma panela.

Despeje o purê de tomate, sal e tempere com manjericão, deixe ferver, baixe a temperatura e cozinhe por cerca de 20 minutos. Depois de cozidas as beringelas, comece a recheá-las com o queijo 7 e o presunto cozido 8. Enrole para obter os rolinhos 9. Reserve os rolinhos 10. Deite 2-3 colheres de sopa de puré de tomate num tabuleiro 11 e arrume os rolinhos de berinjela 12 um ao lado do outro. Cubra as beringelas com o resto do molho 13. Cozinhe por 20 minutos em forno pré-aquecido em modo estático a 200°. Depois de cozidos, sirva os rolinhos de berinjela quentes e pegajosos!

RECEITAS
PRIMEIROS PRATOS

ORECCHIETTE, NABO
E GENGIBRE

Tempo 25 minutos

ingredientes

4 pessoas

500 g de orecchiette fresco

320 g de nabo limpo

alho

gengibre fresco

azeite extra virgem

sal

Pimenta

Preparação

Para a receita de orecchiette, nabo e gengibre, escalde os nabos em água fervente com sal por 30 segundos e escorra-os com uma escumadeira. Ferva a orecchiette na mesma água que os nabos. Pique as pontas e doure-as numa frigideira com 3 colheres de azeite, 1 dente de alho e 1 colher de chá de gengibre ralado. Quando começarem a chiar, molhe-os com 1 concha da água do cozimento do macarrão. Escorra as orecchiette e tempere diretamente na frigideira com as pontas, complementando com pimenta moída na hora.

ESPAGUETE COM AMÊIJOAS E MOLHO DE ABÓBORA

Tempo 1h 10 min + 2h de descanso

ingredientes

Porções para 4 pessoas

1,4 kg de amêijoas

300 gramas de espaguete

200 g de polpa de abóbora em cubos

50g de cebola

4 folhas de mostarda

salsinha

alho sal

azeite extra virgem

Preparação

**Para a receita de espaguete com amêijoas
com molho de abóbora e mostarda
tangerina, deixe as amêijoas de molho em 2
litros de água com 40 g de sal por algumas
horas. Enxágue bem, batendo, para retirar
toda a areia. Numa frigideira aqueça 100 g
de azeite com 3 g de alho picado; quando o
alho começar a subir à superfície junte as
amêijoas, cubra com uma tampa e deixe
abrir em lume brando. Escorra as amêijoas
da água da cozedura, filtre e reserve.
Descasque as amêijoas e tempere-as com 2 g
de salsa picada. Pique a cebola e cozinhe com
50 g de azeite por 3-4 minutos;**

Adicione a abóbora, cubra com água e
cozinhe por 20-25 minutos, até ficar macia.
Misture com 50 g de água e tempere com sal.
Cozinhe o esparguete em bastante água e sal
durante cerca de 6 minutos (durante 2/3 do
tempo de cozedura indicado na embalagem);
termine de cozinhar o espaguete na panela
em cerca de 3 minutos, molhando-os como
um risoto com a água de amêijoa filtrada e,
em seguida, adicione as amêijoas sem casca.
Distribua o molho de abóbora nos pratos;
coloque por cima o esparguete com amêijoas,
complete com as tiras de folhas de mostarda
e sirva.

MEIAS MANGAS COM BETERRABA VERMELHA

Tempo 35 minutos

ingredientes

Porções para 6 pessoas

300 g de beterraba vermelha e amarela

100 g de leite, sal

150 gramas de creme

60 g de presunto cozido fatiado

600 g de macarrão meia manga

Preparação

Para a receita de meia manga de beterraba vermelha, leve ao fogo o leite e o creme de leite em uma panela e, em outra panela, bastante água com sal para o macarrão. Lave a beterraba e separe as folhas dos caules;

Escalde as folhas na água fervente do macarrão por 2 minutos, depois transfira para a mistura de creme de leite e leite, diminuindo o fogo e continuando o cozimento por 5 minutos. Misture, desligue o fogo e bata tudo no liquidificador de imersão, obtendo um molho cremoso. Aqueça uma frigideira antiaderente e distribua as fatias de copa sem sobrepor; asse por alguns minutos, até ficar crocante, depois retire da panela. Cozinhe a massa de acordo com os tempos indicados na embalagem, juntamente com os talos coloridos da acelga cortados em pequenos pedaços; escorra, transfira tudo para a panela onde dourou a coppa e junte o molho de acelga. Distribua as meias mangas nos pratos, complete com o presunto e sirva.

ESPAGUETE COM MOLHO DE BACALHAU

Tempo 1h 10min

ingredientes

Porções para 4 pessoas

400 g de tomate pelado

350 gramas de espaguete

350 g de bacalhau demolhado e dessalgado

4 pimentões de farelo

3 chalotas

1 ovo

alcaparras pequenas salgadas

sêmola de trigo duro remoída

azeite extra virgem

vinho branco, sal

Preparação

Para a receita de espaguete com molho de bacalhau, corte a chalota em fatias finas e cozinhe delicadamente em uma panela com um fio de azeite; em seguida, misture com 1/2 copo de vinho, adicione os tomates picados grosseiramente e cozinhe o molho em fogo baixo por 30 minutos. Corte o repolho em rodelas de 4-5 cm. Passe no ovo batido, depois na sêmola de trigo duro e frite em bastante óleo. Adicione o bacalhau e as alcaparras ao molho e cozinhe por mais 30 minutos. Ferva o espaguete em bastante água e sal. Escorra al dente, com a concha apropriada, diretamente na panela e finalize o cozimento, acrescentando uma gota da água do cozimento se necessário. Frite os pimentões cerebrais por 30 segundos em bastante óleo fervente. Escorra, esmigalhe sobre o macarrão e sirva.

NHOQUE DE TOMATE CLÁSSICO

Tempo 1h 20min

ingredientes

Porções para 4 pessoas

1 kg de batata de polpa branca,

250g de farinha

noz-moscada

sal

tomate fresco

manjericão

Preparação

Para a receita clássica de nhoque de tomate, lave as batatas com a casca e cozinhe-as leve ao forno a 180°C por 30-35 minutos, coberto com papel alumínio. Verifique o cozimento inserindo a ponta da faca; se necessário, cozinhe-os por mais 10-15 minutos. Retire-os e deixe esfriar. Forme um monte com a farinha na placa de massa. Passe as batatas por um espremedor de batatas diretamente sobre a farinha, acrescente uma pitada de sal e uma ralada generosa de noz-moscada. Misture rapidamente para evitar a ativação do glúten (que endureceria o nhoque após o cozimento), obtendo uma mistura macia. Forme pães de 2 cm de diâmetro e divida-os em blocos de 2 a 3 cm. Rigatelli enrolando-os nos dentes do garfo ou no riganocchi de madeira. Cozinhe em água fervente abundante com sal e escorra por 1 minuto depois de subirem à superfície. Tempere como preferir, por exemplo com molho de tomate e manjericão.

RISOTTO VOGUERESE

Tempo 45 minutos

ingredientes

Porções para 4 pessoas

1 litro de caldo de carne

320 g de arroz Carnaroli

80 gramas de manteiga

80g de parmesão ralado

2 pimentas Voghera

1 chalota

vinho branco

sal e pimenta

Preparação

Para a receita do risoto Vogherese,
descasque a chalota, pique e doure em uma
panela com uma noz de manteiga. Limpe os
pimentos, retire as sementes e os filamentos
brancos, corte-os em pastilhas e coloque-os
na frigideira. Tempere por 2 minutos,
acrescente uma concha de caldo e cozinhe até
amolecerem e o líquido evaporar. Retire 1
colher de sopa de pimentão da panela e
reserve para decorar o prato no final. Torre
o arroz na frigideira com as chalotas e os
pimentões, acrescente um pouco de vinho
branco e cozinhe o arroz, acrescentando o
caldo aos poucos. Desligue o fogo, tempere
com sal e pimenta e junte o restante da
manteiga e o parmesão ralado. Deixe o risoto
descansar coberto por 5 minutos, depois
sirva com os pimentões reservados e a
pimenta moída na hora.

MASSA COM ANCHOVAS

Tempo 50 minutos

ingredientes

4 pessoas

500 g de tomate cereja

500 g de anchovas bem frescas

300 g de macarrão curto

2 chalotas

funcho

sêmola de trigo duro remoída

azeite extra virgem

Óleo de amendoim

sal

Preparação

Para o macarrão com anchovas, descasque as chalotas e corte-as ao meio no sentido do comprimento. Fatie sempre no sentido do comprimento, colocando a lâmina da faca obliquamente para obter filés que retêm melhor sua estrutura durante o cozimento. Deixe secar delicadamente em uma panela grande com uma fina camada de óleo, sal e alguns talos de erva-doce; em seguida, adicione os tomates cereja cortados ao meio. Deixe-os amolecer por 2-3 minutos. Limpe as anchovas abrindo-as como um livro, enxágue e seque; Cubra-os com a sêmola remoída e frite-os em óleo de amendoim a 175°C, escorra-os em papel de cozinha assim que estiverem dourados e crocantes. Ferva o macarrão, escorra al dente e refogue em fogo alto na frigideira com os tomates cereja. Sirva com anchovas fritas e raminhos de erva-doce fresca.

TAGLIOLINI DE ESPELTA
COM MOLHO DE PIMENTA

Duração 1h 15min

ingredientes

4 pessoas

Para o tagliolini

150 g de farinha 00

150 g de farinha de espelta, 3 ovos

1 kg de pimentão de várias cores

pimenta malagueta fresca, manjericão, sal

azeite extra virgem

Preparação

Misture as farinhas e junte-as aos ovos, trabalhando a mistura até obter uma mistura homogénea e lisa. Embrulhe em filme plástico e deixe descansar por 30 minutos.

Abra a massa, trabalhando aos poucos, em folhas finas, com a máquina de macarrão, e depois corte-as em rodelas finas. Coloque-os em uma bandeja enfarinhada. Unte os pimentões com um fio de azeite, coloque-os num tabuleiro e leve ao forno a 230°C durante cerca de 30 minutos, até ficarem dourados. Retire do forno e deixe descansar fechados em um saco por 10 minutos. Descasque-os e retire as sementes, formando filés. Cozinhe por 10 minutos em uma panela com 1 concha de água e 1 pimenta malagueta fresca picada. Desligue o fogo, bata tudo e, se quiser, passe o creme por uma peneira. Cozinhe o creme em uma panela por 3-5 minutos para engrossar; salgue no final. Ferva o tagliolini em água fervente com sal por cerca de 3 minutos e escorra na panela com o molho. Refogue rapidamente e sirva, completando com folhas frescas de manjericão.

BUCATINI COM ABÓBORA, PESTO DE HORTELÃ E ABACATE

Tempo 35 minutos

ingredientes

Porções para 4 pessoas

360 g de bucatini

50 gramas de hortelã

20g de parmesão ralado

10 g de pinhões, 2 abobrinhas

1 abacate maduro, limão, gelo

azeite extra virgem

sal, pimenta

Preparação

Para a receita de bucatini de abobrinha com pesto de hortelã e abacate, ferva o bucatini até ficar al dente em água e sal.

Escorra e despeje em água e gelo para interromper o cozimento, depois escorra muito bem, eliminando toda a água. Corte as abobrinhas em tiras bem finas e depois em espaguete: use apenas a parte verde e guarde o restante para o molho. Mergulhe os filés de abobrinha em água fervente com sal e escorra imediatamente. Escalde as abobrinhas restantes em água fervente com sal e escorra-as. Pesa aproximadamente 100g. Limpe a hortelã, mantendo apenas as folhas e misture com as abobrinhas, o parmesão ralado, 70-80 g de azeite, os pinhões e o sal, obtendo um pesto grosso. Limpe o abacate e misture com o suco de 1/2 limão, 1 colher de azeite, sal e pimenta, obtendo um molho homogêneo. Tempere a massa com o pesto de hortelã e misture com os filés de curgete. Sirva com creme de abacate e pimenta moída grosseiramente.

LINGUINE EM GAZPACHO BETERRABA, CITRICOS E CAMARÕES VERMELHOS

Tempo 35 minutos

ingredientes

Porções para 4 pessoas

360 g de linguine

250 g 1 beterraba cozida

12 camarões vermelhos, 2 limões

2 toranjas rosa

1 laranja, gelo

azeite extra virgem

sal e pimenta

Preparação

Para a receita de linguine de beterraba,

frutas cítricas e gaspacho de camarão vermelho, ferva o linguine al dente em água e sal. Escorra e despeje água e gelo para interromper o cozimento, depois escorra muito bem, eliminando toda a água. Bata a beterraba com o suco de 1 limão, 1 laranja, 1 toranja e uma pitada de sal, por cerca de 5 minutos, até obter uma mistura bem homogênea. Descasque os camarões e retire a casca preta. Tempere com um fio de azeite, sal, pimenta e sumo de 1 limão e deixe marinar durante 2 horas. Tempere a massa com o smoothie de beterraba cítrica e acrescente todos os camarões, exceto os 4, que guardará para decoração. Sirva a massa com pedaços de polpa de toranja e complete com os restantes camarões. Se quiser, você pode adicionar um pouco de hortelã seca e bem esfarelada.

ESPAGUETE COM TOMATE MANJERICÃO E ÁGUA DE AMÊNDOA

Tempo 40 minutos

ingredientes

Porções para 4 pessoas

360 gramas de espaguete

40 tomates cereja

40 amêndoas frescas

(ou sem casca)

4 tomates de cobre

gelo, manjericão

azeite extra virgem

sal e pimenta

Preparação

Para a receita de espaguete com tomate, manjericão e água de amêndoa, escalde os tomates em água fervente por 30 segundos. Retire a casca, tempere com azeite, sal, pimenta e manjericão e deixe marinar na geladeira por 12 horas. Ferva o espaguete al dente em água e sal. Escorra e despeje em água e gelo para interromper o cozimento, depois escorra muito bem, eliminando toda a água. Bata os tomates cobre e passe a mistura por uma peneira: amasse levemente a polpa, até obter uma água de tomate vermelha (não totalmente transparente). Tempere o espaguete com esta água, complete com os tomates cereja marinados, cortados em quartos, e as amêndoas cortadas ao meio. Decore com manjericão a gosto.

MALLOREDDUS COM BATATAS, MOLHO DE TOMATE E HORTELÃ

Tempo 50 minutos

ingredientes

Porções para 4 pessoas

400g de batatas

200 g de malloreddus seco

100 g de ricota de ovelha

100 g de purê de tomate amarelo

15 g de folhas de hortelã

1 tomate cobre

azeite extra virgem

sal e pimenta

Preparação

Para a receita de malloreddus com batata, tomate e molho de hortelã, descasque as batatas e corte-as em cubos. Numa panela aqueça um fio de azeite com uma pitada de sal e doure as batatas por 1 minuto. Despeje 1 copo de água, deixe ferver e cozinhe por 5-6 minutos. Adicione o purê de tomate amarelo e o malloreddus. Cubra com água e deixe ferver, com a tampa ligeiramente afastada, durante o tempo de cozedura da massa. Desligue e tempere com pimenta moída na hora. Bata a ricota com um batedor, deixando-a cremosa adicionando 1 colher de sopa de azeite, sal e pimenta. Corte o tomate em cubos, retirando a parte com as sementes. Escalde a hortelã em água fervente com sal e depois resfrie em água e gelo. Escorra e misture com 100 g de óleo. O clareamento irá mantê-lo verde brilhante. Sirva o malloreddus com a ricota, os tomates picados e o molho de hortelã.

ESPAGUETE ASPIC COM MEXILHÕES

BLOODY MARYALLE

Tempo 50 min + 2h de descanso

ingredientes

Porções para 4 pessoas

1 kg de mexilhões

500 g de tomate pelado

360 gramas de espaguete

8 g de folhas de gelatina comestível

limão, gelo, pimenta, tabasco

azeite extra virgem

sal e pimenta

Preparação

Para a receita de espaguete de alfazema com
Bloody Mary com mexilhões, ferva o
espaguete al dente em água e sal. Escorra e
despeje-os

coloque-os em água e gelo para interromper
o cozimento e depois escorra muito bem,
eliminando toda a água. Limpe os mexilhões
e deixe-os abrir numa panela com um fio de
azeite. Descasque e filtre a água do
cozimento, tempere levemente. Bata os
tomates pelados e passe-os por uma peneira
para retirar impurezas e sementes. Mergulhe
a gelatina em água fria. Em seguida, pegue 2-
3 colheres de sopa de purê de tomate, aqueça
e dissolva a gelatina, depois adicione a
mistura ao restante do tomate. Adicione
também a água filtrada dos mexilhões e o
suco de 1 limão, a pimenta malagueta e um
pouco de Tabasco, obtendo o Bloody Mary.
Tempere a massa com este Bloody Mary,
acrescentando metade dos mexilhões.
Disponha em 4 formas e deixe esfriar na
geladeira por 2 horas. Desenforme as geleias
e sirva, completando com os restantes
mexilhões, raspas de limão raladas,

PENNETTE SALMÃO E VODKA

Hora 1h

ingredientes

4 pessoas

400 g de tomate cereja amarelo

320g de macarrão penne

200 g de salmão fumado

100g de creme fresco

100g de iogurte grego

vodca, limão

cebolinha

azeite extra virgem

sal e pimenta

Preparação

Para a receita de penne de salmão e vodca,
pique grosseiramente o salmão defumado e
deixe marinar por 30 minutos com 4 colheres
de sopa de vodca, 2 colheres de sopa de suco
de limão, 2 colheres de sopa de iogurte grego
e uma dúzia de cebolinhas picadas. Forme
pequenas almôndegas com a mistura de
salmão. Cozinhe o penne em água fervente
com sal, escorra 1 a 2 minutos antes dos
horários indicados na embalagem; tempere
com um fio de azeite, espalhe num tabuleiro
e deixe arrefecer. Lave os tomates cereja,
corte-os ao meio e cozinhe 300 g numa
panela com 3 colheres de azeite e uma pitada
de sal durante 3 minutos.

Misture e peneire, obtendo um molho. Corte os tomates cereja restantes em pedaços pequenos e deixe marinar com 1 colher de sopa de vodka e uma pitada de sal por 30 minutos. Bata as natas com uma pitada de sal e pimenta moída; misture delicadamente primeiro com o iogurte grego, misturando de baixo para cima, depois com metade do molho de tomate cereja amarelo, obtendo um creme. Tempere a massa com as natas e complete com as almôndegas de salmão, o restante molho de tomate e os tomates cereja marinados; tempere com pimenta moída na hora e alguns fios de cebolinha picada e sirva.

PACCHERI DE GRATINADO RECHEADO COM CAVALA

Hora 1h

ingredientes

4 pessoas

200 g de paccheri

200 g de filés de cavala limpos

50 g 2 fatias de pão

20 g de pimenta vermelha

3 tomates de cobre

1 cebola branca

parmesão

Orégano, salsa

vinho branco seco, azeite extra virgem

sal e pimenta

Preparação

Para a receita do paccheri gratinado com cavala, cozinhe os paccheri em bastante água e sal: para não quebrá-los, não ferva a água com violência e misture delicadamente. Escorra, tempere com azeite e deixe esfriar. Lave os tomates; corte dois em fatias de 5 mm de espessura e meio em pedaços pequenos. Misture bem o pão com 1 colher de chá de orégano e 1 colher de sopa de parmesão. Em seguida regue com 1 colher de sopa de azeite. Pique a cebola e refogue em uma panela com 2 colheres de azeite por alguns minutos; saboroso. Pique os filés de cavala. Pique grosseiramente a pimenta com um punhado de salsa e junte à cebola; após 1 minuto adicione o vinho e 2-3 colheres de sopa de água;

Cozinhe em fogo médio por 3-4 minutos, até o líquido evaporar. Por fim, adicione a cavala e cozinhe em fogo médio-baixo por cerca de 5 minutos, até começar a desmanchar; sal e pimenta. Espalhe sobre uma tábua para esfriar; em seguida, pique para obter o recheio do paccheri. Tempere com um fio de azeite e amasse metade do pão. Recheie cada pacchero com algumas colheres de chá de recheio. Numa assadeira, disponha as rodelas de tomate, ligeiramente sobrepostas, e tempere com um fio de azeite, uma pitada de sal e pimenta moída na hora. Distribua por cima o restante do recheio, o paccheri recheado e o meio tomate picado. Tempere com um fio de azeite e o restante pão; cozinhe no modo grill por cerca de 4 minutos, até que os paccheri estejam dourados.

MAR CARBONARA

Tempo 1h 15min

ingredientes

4 porções

Para macarrão

250 g de farinha 00

200 g de ovos inteiros, sal

Para o molho

500 g de mexilhões limpos

500 g de amêijoas purgadas

150 g de lula limpa

100 g de vinho branco seco

100g de creme fresco

60g de parmesão ralado

2 dentes pequenos de alho

1 ovo inteiro

1 unidade de gema

salsa picada

azeite extra virgem

Preparação

Misture a farinha com os ovos, uma pitada de sal e 50-60 g de água, acrescentando aos poucos. Forme um pão, embrulhe em papel manteiga e leve à geladeira para descansar por cerca de 30 minutos. Abra a massa com uma espessura de 2 mm e corte o tagliolini. Coloque os mexilhões e as amêijoas numa frigideira grande com polvilhe com azeite e os dentes de alho com casca, doure em fogo alto por 1 minuto, despeje o vinho, adicione 1 colher de salsa e tampe; quando as conchas estiverem abertas, desligue. Descasque todos, exceto 4-5 mexilhões e 4-5 amêijoas que você usará para decorar; filtrar o líquido de cozimento. Bata o ovo e a gema com o líquido filtrado, as natas e o parmesão. Numa frigideira untada com azeite novo, doure os mexilhões e as lulas cortadas em cubos durante 1 minuto, depois junte os mexilhões e as amêijoas sem casca. Ferva o tagliolini por 1-2 minutos, escorra na panela com os mexilhões e acrescente o ovo batido com o parmesão; misture rapidamente, distribua nos pratos, complete com os mariscos reservados, um pouco de salsa e um fio de azeite cru e sirva imediatamente.

ESPAGUETE COM ALHO, ALEITE E PIMENTA

Tempo 20 minutos

ingredientes

Porções para 4 pessoas

350 gramas de espaguete

3 pimentas frescas

3 dentes de alho

meia cebola

salsinha

azeite extra virgem

vinagre

sal

Preparação

Para a receita de espaguete com alho, azeite
e pimenta, pique o alho fresco. Descasque os
pimentos e cozinhe-os, tapados, com a cebola
às rodelas e 30 g de vinagre durante 10
minutos. Misture tudo, faça um molho, passe
por uma peneira e cozinhe por 2 minutos
para reduzir. Numa frigideira doure o alho
picado com algumas colheres de azeite.
Cozinhe o espaguete em água fervente com
sal, escorra e refogue numa panela com o
alho. Sirva-os por último com a salsa picada
e os alhos picados e o molho de pimenta.

CRUDAIOLA

SEDANINI

Tempo 15 minutos

ingredientes

4 porções

300 g de macarrão tipo sedanini

8 flores de abobrinha

2 abobrinhas

2 tomates firmes

salsa, manjericão, cebolinha

sal e pimenta

azeite extra virgem

Preparação

Para a receita do aipo cru, leve ao fogo uma panela com a água do macarrão.

Salgue e, quando ferver, acrescente o aipo. Entretanto prepare os legumes: corte as curgetes em quartos, no sentido do comprimento, e retire a parte central com as sementes. Por fim corte-os em palitos, na diagonal. Coloque-os em uma tigela com um pouco de sal por 5 minutos. Corte os tomates em quatro gomos, retire as sementes e corte-os também em palitos. Seque as abobrinhas com papel de cozinha, retire a água e misture com os tomates. Limpe as flores de curgete, retire o pistilo, lave-as e pique-as na tigela, juntando-as às curgetes e aos tomates. Pique um raminho de salsa e algumas cebolinhas e tempere os legumes com a mistura picada, 4-5 colheres de azeite e um pouco de pimenta. Escorra o macarrão e despeje na tigela de legumes. Misture e complete com duas folhas de manjericão.

SALADA DE TRIGO SUCRO, FEIJÃO CANELINI E ABOBRINHA

Tempo 45 minutos

ingredientes

4 porções

300 g de feijão canelini cozido

250 g de abobrinha trombeta

150 g de trigo sarraceno

chalota, folha de louro

salsa, limão

vinho branco seco

caldo de legumes

azeite extra virgem

sal e pimenta

Preparação

Refogue meia chalota em 2 colheres de sopa de óleo e adicione o feijão canelini; tempere por 2-3 minutos, depois despeje um copo grande de vinho branco, deixe evaporar, salgue e adicione uma folha de louro; após 15 minutos, adicione meio litro de caldo de legumes e continue cozinhando por 10-15 minutos. Misture 100 g de feijão canelini com uma colher de azeite até obter um creme aveludado. Deixe os outros feijões cannellini de lado. Cozinhe o trigo sarraceno em bastante caldo de legumes fervente por 17-18 minutos. Estudante.

Numa frigideira, doure com um fio de azeite
até ficar crocante. Limpe as abobrinhas
Trombetta, corte-as em quartos no sentido
do comprimento e depois corte-as em
pastilhas. Cozinhe em uma frigideira
antiaderente com um fio de azeite e um
raminho de salsa picada por 3-4 minutos.
Numa tigela, misture o creme de feijão
canelini com o trigo sarraceno, depois
adicione as abobrinhas, o restante do feijão
canelini e complete com as raspas de limão
raladas, algumas folhas de salsa e pimenta.

TESTAROLI COM

PESTO PARA TODOS

Tempo 2 horas

ingredientes

4 porções

180 g de farinha 00

80 g de farinha de trigo sarraceno

80 g de farinha de arroz, 60 g de pinhões

60 g de folhas verdes de manjericão

40 g de amido de arroz

30 g de nozes de macadâmia

um dente de alho

queijo ralado, manjericão vermelho

sal e pimenta

azeite extra virgem

Preparação

Torre as nozes de macadâmia picadas grosseiramente em uma frigideira e os pinhões em outra. Misture o manjericão verde, o dente de alho descascado e picado, 30 g de pinhões torrados, 80 g de azeite e uma colher de queijo ralado. Tempere com sal e pimenta. Para o Testaroli, misture a farinha 00 com um batedor com 350 g de água e uma pitada de sal até obter uma mistura fluida e homogênea. Deixe descansar coberto por uma hora. Unte bem uma forma de ferro fundido (24 cm de diâmetro), aqueça e distribua algumas conchas da mistura. Cozinhe por 3 minutos, depois vire para o lado oposto com a ajuda de uma espátula e continue cozinhando por mais um minuto. Repita a operação até acabar a mistura.

MASSA ALLA NORMA

Tempo 50 minutos

ingredientes

4 porções

1kg de tomate

400 g de berinjela

350 g de massa curta tipo aipo

150 g de ricota salgada

manjericão

meia cebola

azeite extra virgem

óleo de amendoim, sal

Preparação

Para a receita do macarrão alla Norma, pique a cebola grosseiramente e refogue em uma panela com

3 colheres de sopa de azeite extra virgem.
Corte os tomates em pedaços grandes.
Prepare um cacho aromático com cerca de
dez folhas de manjericão. Coloque o ramo de
manjericão na panela e, depois de um
minuto, também os tomates cereja,
acrescente sal e cozinhe por 25 minutos.
Retire o manjericão por alguns minutos
antes de desligar o fogo. Passe o molho de
tomate por um moinho de alimentos. Lave as
beringelas e corte-as em rodelas de 3-4 mm
de espessura; frite-os em óleo de amendoim
quente e abundante por 1-2 minutos.
Cozinhe o aipo em abundante água fervente
com sal. Tempere com molho de tomate e um
fio de azeite virgem extra, distribua em
pratos e complete com as beringelas fritas,
algumas folhas de manjericão e uma
generosa ralada de ricota salgada.

SALADA DE ANÉIS, MOLUSCOS, PEPINOS E MANGA

Tempo 1h 10min + 3h de descanso

ingredientes

4 pessoas

350 g de mexilhões

300g de amêijoas

250 g de massa tipo anelini

200 g de choco médio limpo

150g de pepino

100 gramas de manga

1 tomate não muito maduro

chalota, salsa

vinho branco, alho

pimenta, manjericão

limão, sal

azeite extra virgem

Preparação

Para a receita de salada de canelini, marisco, pepino e manga, deixe as amêijoas de molho em água fria com sal por pelo menos 2 horas, trocando a água três vezes; bata levemente para remover quaisquer amêijoas danificadas. Descasque o pepino, retire as sementes e corte-o em cubos de 5 mm; salgue-os e deixe-os descansar por 30 minutos, depois esprema a água e seque-os com papel de cozinha. Coloque os mexilhões em uma panela com 2-3 colheres de sopa de água, 2-3 colheres de vinho, um raminho de salsa e 1 dente de alho levemente amassado.

Cubra e leve ao fogo; depois de abertas as cascas, desligue e deixe esfriar com a tampa colocada, em seguida retire as cascas. Mantenha as frutas imersas na água filtrada do cozimento, para que não ressequem. Repita o mesmo procedimento para abrir as amêijoas. Coloque os chocos inteiros num tacho com água fria, 1 rodela de limão, um raminho de salsa e 1 rodela de chalota; cozinhe por 5 minutos após ferver, desligue e deixe esfriar na água do cozimento. Corte o choco em pedaços pequenos. Corte o tomate e a manga em cubos. Misture a manga, o tomate, o pepino, chocos, mexilhões e amêijoas sem casca e tempere com algumas colheres da água da cozedura das amêijoas previamente filtrada. Cubra com filme plástico e deixe marinar por 1 hora na geladeira; por fim tempere com sal. Ferva os aneletti em água fervente com sal por 7 minutos; retire do fogo e deixe na água por mais 5 minutos; escorra, tempere com algumas colheres de azeite, espalhe sobre uma bandeja e deixe esfriar. Salgue e junte aos demais ingredientes, tempere com pimenta e azeite; perfumado com folhas de manjericão picadas e raspas de limão picadinhas.

BACALHAU À PARMEGIANA

Tempo 50 minutos

ingredientes

4 pessoas

2 kg de berinjelas roxas

650 g de bacalhau dessalgado

200g de provola

150 g de azeitonas sem caroço

3 latas de tomate cereja

20 g de alcaparras salgadas dessalgadas

Queijo parmesão ralado

Óleo de amendoim

00 farinha, alho, sal

azeite extra virgem

Preparação

Para a receita de bacalhau à parmegiana,
prepare o molho: em uma panela, doure 1
dente de alho em uma fina camada de azeite
extra virgem e, em seguida, adicione as
azeitonas, as alcaparras e os tomates cereja;
adicione sal e cozinhe por cerca de dez
minutos. Corte as berinjelas em rodelas no
sentido do comprimento. Mergulhe numa
tigela com água fria e gelo durante 10
minutos: a água gelada dará compactação às
beringelas permitindo que sejam cortadas
mais facilmente após a cozedura sem desfiar.
Farinha as beringelas sem as deixar secar e
frite-as em óleo de amendoim a ferver;
quando estiverem dourados, arrume-os em
papel de cozinha. Escalde o bacalhau em
água fervente sem sal por

3-4 minutos, escorra e, assim que possível, lasque; faça isso antes de fazer a parmegiana para evitar que os pedaços de bacalhau ressequem. Monte a parmegiana alternando camadas: no fundo uma camada de molho, depois as beringelas, seguidas dos pedaços de bacalhau e do queijo provola ralado em flocos grandes; cubra com uma camada de molho e berinjela; repita o processo até que os ingredientes se esgotem. Por fim adicione uma pitada de parmesão ralado. Asse em forno pré-aquecido a 180°C por cerca de 20 minutos.

ESPAGUETE FRIO AROMÁTICO

Tempo 20 minutos

ingredientes

4 porções

500 g de espaguete

200 gramas de mussarela

150 g de azeitonas sem caroço

50 g de filés de anchova em óleo

8 rabanetes

erva-doce, manjericão

azeite extra virgem

limão, sal

Preparação

Para a receita de espaguete frio aromático, pique um ramo de erva-doce e um raminho de manjericão e misture com 150 g de azeite, as raspas de 1 limão e o suco de meia fruta, os filés de anchova picados e uma pitada de sal. se necessário. Descasque os rabanetes e corte-os em rodelas bem finas; mergulhe-os em água bem fria para deixá-los crocantes. Corte a mussarela em cubos. Ferva o espaguete por 7 a 8 minutos (devem permanecer al dente) e resfrie imediatamente em água fria. Escorra e tempere com o azeite aromático, rabanetes, mussarela e azeitonas; complete com raminhos de erva-doce.

RIGATONI COM CINCO TOMATES

Hora 1h

ingredientes

4 porções

350g de rigatoni

200 g de tomate San Marzano

180 g de tomate cereja

180 g de tomate cereja datterini

80 g de tomate verde

50 g de tomate cereja amarelo

30g de cenoura

30g de cebola

30 gramas de aipo

1 dente de alho

pasta de tomate, tomilho, manjericão

azeite extra virgem, sal grosso

Preparação

Para a receita de rigatoni de cinco tomates, refogue os tomates cereja: escalde em água fervente com sal por 45 segundos, escorra em uma tigela com água e gelo e descasque, reservando a casca. Em seguida, cozinhe em uma panela em fogo baixo com um fio de azeite virgem extra, um raminho de tomilho e 1/2 colher de chá de açúcar mascavo, por cerca de 40 minutos. Disponha os tomates datterini numa frigideira com as cascas dos tomates cereja e deixe secar no forno a 140°C por cerca de 40 minutos. Entretanto, prepare o puré de tomate: corte o alho, o aipo, a cenoura e a cebola em cubos e doure-os numa frigideira com um fio de azeite virgem extra.

azeite extra virgem por 3 minutos em fogo moderado. Adicione 2 colheres de chá de extrato de tomate, uma pitada de sal grosso e 1 colher de chá de açúcar mascavo. Adicione os tomates San Marzano cortados em pedaços grossos e cozinhe em fogo baixo, tampado, por cerca de vinte minutos; se necessário, adicione uma concha de água fervente. Finalmente passe pela fábrica de alimentos. Reduza o molho em uma panela por cerca de dez minutos, acrescentando algumas folhas de manjericão. Ferva o rigatoni em bastante água com sal, escorra al dente diretamente na panela com o purê de tomate e finalize o cozimento salteando por alguns minutos. Corte o tomate verde e o tomate cereja amarelo em 4 cubos e junte-os à massa com os tomates cereja, os tomates secos e as cascas. Complete com manjericão e um fio de azeite.

ESPAGUETE ALLO SCOGLIO

Tempo 1h 30min

ingredientes

4 porções

320 gramas de espaguete

4 camarões, 4 camarões

2 lulas, 200 g de amêijoas

200 g de mexilhões

um dente de alho

uma taça de vinho branco

algumas colheres de purê de tomate

salsa picada

azeite extra virgem

sal, pimenta fresca

Preparação

Para a receita de espaguete com frutos do mar, limpe os camarões e os camarões, retire a tripa e guarde as cabeças. Doure as cabeças cortadas ao meio em um pouco de azeite, despeje metade do vinho e cubra com água fria; deixe cozinhar por pelo menos uma hora. Filtre e reserve o caldo de marisco. Pique os alhos, doure-os num pouco de azeite, junte as amêijoas e os mexilhões e deixe abrir, juntando o resto do vinho. Guarde o líquido da cozedura e doure rapidamente os camarões, as lagostas e as lulas, bem limpos e cortados em pedaços pequenos. Adicione o puré de tomate, os sucos da cozedura das amêijoas e dos mexilhões, um pouco de caldo de marisco e deixe cozinhar alguns minutos. Cozinhe a massa em bastante água e sal, escorra e termine de cozinhar no molho, junte a malagueta fresca picada, a salsa, as amêijoas e os mexilhões. Junte um pouco de azeite e sirva.

RISOTTO E ERVILHAS, SCAMPI E LIMÃO

Tempo 45 minutos

ingredientes

4 porções

400 g de ervilhas frescas em vagens

350 g de arroz Carnaroli

12 pedaços de camarão

1 pedaço de talo de aipo

1 cenoura

1 chalota, 1 limão

vinho branco seco, tomilho

azeite extra virgem

sal grosso

Preparação

Para a receita de risoto com ervilha, camarão e limão, descasque as ervilhas e coloque-as aos poucos em uma tigela com água fria; mantenha os frutos de lado. Descasque os camarões: retire as cabeças; em seguida, segurando as caudas entre os dedos, use uma tesoura para fazer um corte longo no centro entre as pernas. Vire a cauda e corte nas costas da mesma maneira. Por fim, alargue a carapaça e retire a cauda puxando-a suavemente, mantendo as cabeças e as conchas. Prepare o caldo: corte o aipo, a cenoura e 1/2 chalota ao meio; doure-os em uma frigideira grande com uma fina camada de azeite de oliva extra virgem; após 5 minutos adicione as vagens e frite por 5 minutos;

em seguida, adicione 1 litro de água e as cascas dos lagostins; cozinhe em fogo bem moderado por 20 minutos, tomando cuidado para nunca ferver. Retire as cascas; misture grosseiramente o caldo e os vegetais e por fim filtre o caldo em uma peneira. Torre o arroz em uma panela com um fio de azeite por alguns minutos, adicione 1/2 chalota picada e deglaze com 1/2 copo de vinho branco; quando o vinho tiver evaporado, cozinhe o arroz por 12-13 minutos, molhando-o de vez em quando com uma concha de caldo; em seguida, adicione as ervilhas e uma pitada de sal grosso e termine de cozinhar em mais 3-4 minutos. No final acrescente algumas folhas de tomilho e o suco obtido ao esmagar as cabeças dos lagostins diretamente no risoto. Complete com as caudas de lagostim, cortadas em cubos ou inteiras, as raspas de limão raladas e sirva.

ORECCHIETTE COM TOMATE

Tempo 45 minutos

ingredientes

6 porções

1 kg de tomate maduro

400 g de sêmola remoída

Sêmola de grãos

1 dente de alho

sal, ricota dura, manjericão

azeite extra virgem

Preparação

Corte os tomates em corte transversal; escalde-os em água por 30 segundos, escorra-os, descasque-os e corte-os em pequenos pedaços, retirando as sementes. Cozinhe numa panela com 3 colheres de sopa de azeite e o dente de alho com casca por 15-20 minutos; retire o alho e o sal.

Para a orecchiette Amasse a sêmola com cerca de 220 g de água morna e sal, até obter uma massa com consistência semelhante à do pão: a quantidade exata de água a misturar depende da qualidade da sêmola. Divida a massa em pães (ø aproximadamente cm) e divida-os em pedaços de 1 cm de comprimento. Arraste cada pedaço sobre a superfície de trabalho bem enfarinhada (o ideal é usar uma tábua de madeira) com um dedo ou uma faca de ponta arredondada e depois vire dando o formato clássico das orelhas. Cozinhe a orecchiette em bastante água e sal; escorra-os quando subirem à superfície e tempere-os com o molho de tomate. Complete com bastante ricota ralada, folhas de manjericão e sirva.

CREME DE ERVILHAS COM TOMATES E MOLHO DE FRAMBOESA

Hora 1h

ingredientes

4 pessoas

1,3 kg de ervilhas frescas

500g de batatas

200 g de tomate cereja datterini

125 g de framboesas

10 g de açúcar mascavo, meia cebola

azeite extra virgem

sal e pimenta

Preparação

Corte as tâmaras em pedaços pequenos e coloque-os numa panela com um fio de azeite. Adicione 100 g de framboesas e o açúcar mascavo.

Adicione sal e pimenta e cozinhe por 10-12 minutos. Bata tudo no liquidificador de imersão e filtre até obter um molho homogêneo. Descasque 1 kg de ervilhas. Descasque as batatas e corte-as em rodelas. Pique a cebola e refogue numa panela com um fio de azeite durante 3-4 minutos. Adicione as batatas e cubra-as com água, sal e pimenta; cozinhe por cerca de 20 minutos. Adicione as ervilhas sem casca e cozinhe por mais 3-4 minutos. Misture as vagens com a quantidade de água necessária para fazer um smoothie. Passe por uma peneira para obter 200 g de suco. Adicione à panela e mexa por 1-2 minutos. Bata tudo no liquidificador de imersão até obter um creme não muito homogêneo. Sirva com o molho, completando com algumas framboesas e as restantes ervilhas cruas e sem casca.

**RISOTTO COM ASAS DE FRANGO
E MANTEIGA DE CENOURA**

Tempo 1h 10min

+ 30 minutos de descanso

ingredientes

4 pessoas

Para manteiga de cenoura

200g de cenoura

70 g de manteiga, sal

320 g de arroz Carnaroli

4 asas de frango

1/2 chalota

Pimenta preta

limão, alecrim

manjerona, salsa

vinho branco seco

Queijo parmesão ralado

Preparação

Descasque as cenouras e corte-as em rodelas.
Coloque-os numa panela com a manteiga,
200 g de água e uma pitada de sal. Deixe
ferver por cerca de 20 minutos até que a
água evapore completamente. Misture as
cenouras e espalhe o creme obtido em uma
assadeira para esfriar. Em seguida, reúna-o
em uma tigela e leve à geladeira por pelo
menos 30 minutos. Melhor ainda se você
preparar esta manteiga no dia anterior. Lave
as asas e coloque-as numa panela com 1,3
litros de

água, 200 g de vinho branco, 6-7 grãos de pimenta, raspas de limão, um raminho de alecrim, manjerona e salsa. Deixe ferver e cozinhe em fogo médio por cerca de 45 minutos. Retire as barbatanas e filtre o caldo. Pique a cebola e refogue em uma panela com uma pequena noz de manteiga. Torre o arroz, deglaze com 1/2 copo de vinho e acrescente o caldo fino. Cozinhe adicionando o caldo aos poucos, em cerca de 16 minutos. Por fim, acrescente a manteiga de cenoura e 2 colheres de sopa de parmesão ralado. Retire a polpa das asas, pique a carne e sirva com o risoto e a cenoura ralada a gosto.

MISTA DE MASSAS MEXILHÕES COM LIMÃO E PIMENTA

Tempo 30 minutos

ingredientes

4 pessoas

2 kg de mexilhões limpos

320 g de massa curta mista

100g de pecorino ralado

2 dentes de alho, 1 limão

Pimenta

vinho branco seco

azeite extra virgem

sal e pimenta

Preparação

Para a receita de macarrão misto e mexilhões com limão e pimenta malagueta, limpe e enxágue os mexilhões; Coloque-os numa panela com 3 colheres de azeite, aqueça com o alho descascado e 1 malagueta picada. Molhe-os com um pouco de vinho branco, cubra-os e cozinhe por cerca de 5-6 minutos, até que as cascas se abram. Escorra os mexilhões e filtre o molho. Enxágue a panela. Ferva o macarrão em água fervente com sal por 2 minutos a menos que o tempo de cozimento indicado. Entretanto, descasque os mexilhões, deixando uma dúzia na meia concha, para decorar os pratos. Despeje 2-3 conchas de molho de mexilhão na panela e deixe ferver novamente. Adicione a massa escorrida e termine de cozinhar, acrescentando no final os mexilhões sem casca. Misturado com o pecorino e servido completando com os mexilhões em meia casca, um grão de pimenta e as raspas de lima raladas.

RISOTTO E CAMARÕES COM MOLHO DE PIMENTA

Hora 1h

ingredientes

4 porções

350 g de arroz Vialone Nano

12 camarões

4 pimentões vermelhos

uma chalota

avelãs torradas

alcaparras em conserva

azeite extra virgem, sal

Preparação

Coloque os pimentões em uma assadeira forrada com papel manteiga e cozinhe-os a 240°C por 25-30 minutos; deixe esfriar, descasque e corte filés, retirando as sementes. Misture o molho, reservando alguns filés que usará, picados, como guarnição do prato. Descasque a cebola e pique. Aqueça o arroz em uma panela com uma pitada generosa de sal; quando estiver quente ao toque, acrescente a chalota, misture, despeje uma concha de água quente e cozinhe por 8 a 10 minutos, acrescentando mais água se necessário (deve estar seco no final). Espalhe em uma assadeira e deixe esfriar. Descasque os camarões e sele-os numa frigideira com um fio de azeite e uma pitada de sal durante um minuto. Pique grosseiramente uma dúzia de avelãs e 2 colheres de sopa de alcaparras. Descasque o arroz, junte ao molho de pimenta, coloque os camarões por cima e decore com avelãs e alcaparras picadas, pedaços de pimenta e, se desejar, folhas de alcaparras em conserva e manjerona.

ESPAGUETE DE GUITARRA
COM PROJETOS

Hora 1h

ingredientes

4 porções

500 g de purê de tomate

300 g de polpa de carne picada

200 g de farinha 0

200 g de moído

toda farinha de trigo

60g de queijo ralado

40 g de pão ralado

4 ovos, açúcar, noz-moscada

leite, alho, cebola branca

azeite extra virgem

sal e pimenta

Preparação

Misture as duas farinhas, junte-as aos ovos e deixe a mistura repousar, tapada, durante 30 minutos. Enfarinhe a superfície de trabalho e abra a massa até obter 2 mm de espessura. Abra a massa no violão e pressione bem contra as cordas com o auxílio de um rolo, obtendo assim o espaguete. Espalhe num tabuleiro polvilhando com um pouco de farinha de trigo duro para evitar que grudem. Em uma panela, frite meia cebola picada e um dente de alho amassado com casca em 3 colheres de sopa de óleo por 2-3 minutos. Adicione o purê de tomate, um copo de água, sal e uma pitada de açúcar e continue cozinhando por 25-30 minutos.

Mergulhe o pão ralado em 5 colheres de leite, esprema bem e junte à carne picada e ao queijo ralado; adicione uma ralada generosa de noz-moscada, sal e pimenta e misture bem. Forme bolinhas do tamanho de azeitonas e cozinhe, aos poucos, em uma panela grande com 4 colheres de sopa de óleo quente por 1-2, mexendo para assar uniformemente. Tempere as bolinhas com metade do molho de tomate. Cozinhe o espaguete alla guitar em água fervente com sal por 4-5 minutos; escorra-os al dente e tempere-os numa frigideira com o restante molho de tomate. Disponha o espaguete em pratos, decore com as bolinhas e tempere a gosto com pecorino ralado e pimenta.

RISOTTO DE ABEUDO

Tempo 40 minutos

ingredientes

4 pessoas

320 g de arroz Carnaroli

300 g de raminhos de abeto

tinto fresco (Picea abies)

100g de parmesão

50 g de manteiga fresca

20g de suco de limão

azeite extra virgem

sal

Preparação

Para a receita do risoto de abeto, leve à fervura 2 litros de água e mergulhe nela metade dos ramos de abeto, ferva por 8 a 10 minutos, desligue e deixe em infusão para obter um caldo. Pique o restante dos raminhos e extraia o suco com um extrator. Será um pouco difícil de extrair devido à parte mais amadeirada, mas passando várias vezes e adicionando cerca de 300 g de água obterá um suco homogêneo. Alternativamente, bata apenas as agulhas no liquidificador de imersão adicionando 300g de água e depois passe por uma peneira fina forrada com gaze. Reserve os resíduos, espalhe-os num tabuleiro forrado com papel manteiga e seque-os no forno no forno durante 4-5 horas a 45°C ou no desidratador: pode utilizá-los para dar sabor a uma pizza ou para preparar um sal aromático. Aqueça uma panela com um fio de azeite, despeje o arroz e torre com uma pitada de sal por pelo menos 1-2 minutos: quando os grãos estiverem quentes é hora de começar a despejar o caldo de abeto, alternando um pouco de cada vez com o extrato (reserve algumas colheradas para finalizar no final). Cozinhe o arroz por 13-14 minutos, mexendo sempre, depois retire do fogo e junte a manteiga, o parmesão ralado e algumas gotas de suco de limão. Cubra com algumas gotas de extrato de abeto e sirva imediatamente.

FUNIS DE SEMOLINA COM MOLHO

Tempo 55 minutos

ingredientes

4 pessoas

400 g de moído

farinha de trigo duro

300 g de purê de tomate

250 g de polpa de carne picada

150g de vinho branco

100 g de presunto cru picado

50 g de óleo de semente

2 talos de aipo

2 cenouras, 2 cebolas

sal e pimenta

Preparação

Para a receita de funis de sêmola com ragù,
misture a sêmola com 400 g de água em
temperatura ambiente por 10 minutos. Deixe
descansar por 20 minutos e depois abra a
massa com um rolo ou máquina de macarrão
até obter uma espessura de 2 mm. Com um
cortador de massa ou um copo pequeno (ø 4
cm), corte discos. Pegue-os na mão e aperte
as duas pontas entre o indicador e o polegar,
deixando um pequeno orifício para criar
uma espécie de pequeno funil. Deixe secar.
Pique finamente o aipo, a cenoura e a cebola
e frite em óleo vegetal, depois acrescente a
carne picada e o presunto.

Doure por alguns minutos, acrescente o vinho branco e deixe secar. Adicione o purê de tomate, 500 g de água e bastante pimenta. Assim que a mistura começar a ferver, abaixe o fogo e cozinhe tampado, em fogo baixo, por 20 minutos. Adicione sal somente no final do cozimento: Cozinhe os funis em bastante água e sal, escorra, tempere com o ragù e sirva quente.

ESPAGUETE COM CAMARÃO E COCO

Tempo 10 minutos

ingredientes

4 porções

250 gramas de espaguete

50g de manteiga

30g de coco ralado

16 pedaços de camarão

azeite extra virgem

ervas e flores

sal

Preparação

Para a receita de espaguete com camarão e coco, cozinhe o espaguete por 5 minutos em água fervente com sal. Entretanto, retire as cabeças dos camarões e amasse-as num passador, recuperando o sumo. Descasque as caudas e tempere-as com um fio de azeite. Derreta a manteiga em uma panela e emulsione com uma concha da água do cozimento do macarrão. Escorra o espaguete e refogue na frigideira com a manteiga. Disponha-os em pratos e tempere com sumo de camarão, camarão cru, coco ralado e ervas aromáticas.

MACARRÃO RECHEADO TIMBALE

Tempo 1h 20 min

Ingredientes, 4 pessoas

300 g de polpa de vitela picada

250 g de macarrão

30 g de pecorino ralado

10 fatias finas de Emmental

3 ovos, 1 cebola

Queijo parmesão ralado

manteiga, louro

pasta de tomate, caldo de legumes

azeite extra virgem, sal e pimenta

Preparação

Para a receita do macarrão timbale recheado, prepare o ragù como na panela tradicional:

Doure a cebola, misture a carne com sal e
pimenta, acrescente o vinho, em seguida
acrescente 1 colher de concentrado, o caldo e
cozinhe por 1 hora. Ferva o macarrão,
escorra 2 minutos antes do final do
cozimento e tempere com 20 g de manteiga.
Bata os ovos com o pecorino, o sal, a pimenta
e 2 colheres de caldo. Pique o ragù no
cortador para ficar mais fino e misture com
um terço da mistura de ovos. Coloque-o em
um saco de confeitar com abertura da
largura de um macarrão. Unte com manteiga
2 formas (ø 12 cm) e faça uma camada de
fatias de queijo, depois adicione 2 colheres de
sopa da mistura de ovos. Disponha o
macarrão verticalmente nas formas,
distribua o restante da mistura de ovos e
recheie o macarrão com o ragù. Polvilhe com
parmesão e leve ao forno a 190°C durante
10-15 minutos.

BUCATINI COM RICOTA, LIMÃO E ALCAPARRAS

Tempo 10 minutos

ingredientes

4 porções

350g de bucatini

250 g de ricota fresca

50 g de palitos de gergelim

alcaparras em conserva

capim-limão

azeite extra virgem

Limão

sal e pimenta

Preparação

Para a receita de bucatini com ricota, limão e alcaparras, cozinhe o macarrão em água fervente com sal. Esfarele metade da ricota em uma panela com 3 colheres de sopa de azeite, pimenta e 1 concha da água do cozimento do macarrão. Adicione 2 colheres de sopa de alcaparras escorridas e as raspas de 1 limão. Quebre os palitos de gergelim em pedaços. Escorra o macarrão e misture na panela com a ricota. Sirva adicionando o restante da ricota, os palitos de pão esfarelados, mais raspas de limão raladas, um fiozinho de azeite cru e folhas de capim-limão.

MEIO PENNE COM LIMÃO, MOSTARDA E ANCHOVAS

Tempo 15 minutos

ingredientes

4 porções

350 g de meio penne

50g de manteiga

6 filés de anchova

2 colheres de chá de mostarda

um limão

uma colher de alcaparras dessalgadas

sal e pimenta

Preparação

Para a receita de mezze penne com limão, mostarda e anchovas, cozinhe o macarrão em água fervente com sal. Entretanto, prepare numa tigela a mostarda, a manteiga, as raspas de meio limão, 4 anchovas picadas e pimenta moída. Escorra o macarrão, despeje na tigela e misture. Prepare os pratos e junte as restantes anchovas picadas, as alcaparras e os pedaços de polpa de limão. Decore como desejar: adicionamos algumas folhas de endro e um pouco de pimenta.

NHOQUE DE URTIGA COM E TOMATE

Hora 1h

ingredientes

4 porções

500 g de farinha 0

400 g de urtiga

350 g de purê de tomate

4 ovos, sálvia, manjericão, sal e pimenta

azeite extra virgem

Preparação

Para a receita de nhoque de tomate e urtiga, cozinhe o purê de tomate em fogo baixo com algumas colheres de azeite e uma pitada de sal. Desligue após 18-20 minutos, adicione um raminho generoso de folhas de manjericão e um pouco de sálvia folhas, tampe e deixe em infusão por 5 minutos. Para o nhoque, descasque as urtigas, escalde-as em água fervente com sal por 1 minuto, escorra e esprema bem: dependendo de quanto você espreme obterá uma mistura mais ou menos úmida. Bata no liquidificador de imersão, depois misture com a farinha, os ovos e uma pitada de sal e obterá uma massa macia. Divida-o em pães de alguns centímetros de diâmetro; corte-os em pedaços de 2cm e molde os nhoques esfregando-os nos dentes do garfo. Distribua-os sobre a superfície enfarinhada. Ferva o nhoque em água fervente abundante com sal por 10-12 minutos. Escorra e tempere com purê de tomate e pimenta moída na hora. Decore a gosto com folhas de sálvia.

RIGATONI COM PIMENTAS, CAMARÃO E AVELÃS

Hora 1h

ingredientes

6 porções

500g de rigatoni gigante

100 g de pecorino ralado

100 g de café com leite macchiato

50 g de avelãs torradas

12 caudas de camarão

3 pimentões vermelhos grandes

azeite extra virgem

mente, venda

Preparação

Disponha os pimentões em uma assadeira forrada com papel manteiga e leve ao forno a 250°C por apenas 30 minutos. Retire E do forno, deixe esfriar, descasque, retire as sementes e bata 2/3 com um pouco de sal. Mantenha o creme aquecido. Para o creme de pecorino, leve o leite à fervura, retire do fogo, acrescente o pecorino e misture bem até dissolver completamente; por fim bata até obter um creme homogéneo. Mantenha-o aquecido. Descasque as caudas dos camarões, retire a tripa e corte-as em pedaços. Corte o restante dos pimentões em quadrados. Para a massa, ferva o rigatoni em água fervente com sal, escorra e tempere com um fio de azeite, os quadrados de pimenta e os pedaços de camarão. Distribua os dois cremes nos pratos, arrume a massa, misture delicadamente e acrescente as avelãs picadas e as folhas de hortelã.

RISOTTO DE SALSA COM FLORES, ABÓBORA, MEXILHÕES E AMÊIJOAS

Tempo 1h 50min

ingredientes

4 porções

300 g de arroz Carnaroli

300g de amêijoas

300 g de mexilhões limpos

150g de salsa

8 flores de abobrinha

1 dente de alho

vinho branco seco

limão, caldo de legumes

sal e pimenta

azeite extra virgem

Preparação

Para a receita de risoto de salsa com
mexilhões e amêijoas, escorra as amêijoas em
água e sal por 1 hora, trocando a água após
30 minutos. Abra as amêijoas e os mexilhões
num tacho com um fio de azeite, pimenta
moída e 1 dente de alho. Coe o líquido do
cozimento em uma peneira fina forrada com
papel de cozinha. Descasque os mexilhões e
as amêijoas, reservando algumas das conchas
mais bonitas para enfeitar.

Limpe a salsa, escalde as folhas em água e sal durante alguns minutos, escorra, esprema ligeiramente e bata até obter um creme. Torre o arroz numa panela untada com um fio de azeite e uma boa pitada de sal durante 1 minuto; Adicione meio copo de vinho e cozinhe por 15-17 minutos, molhando de vez em quando com 1 concha de caldo de legumes e, por fim, com 1 concha de líquido de casca. Misture o risoto com 3 colheres de azeite e o creme de salsinha; adicione 4 flores de abobrinha cortadas em tiras. Distribua o arroz pelos pratos, complete com todos os mexilhões e amêijoas, as restantes pétalas de flor de curgete e as raspas de limão raladas.

PENNE COM ESPARGOS, MANTEIGA E AMÊNDOAS

Tempo 30 minutos

ingredientes

4 porções

850 g de aspargos

350 g de mezze penne rigate

70 g de amêndoas em lascas

30g de manteiga

manjerona, sal

Preparação

Para a receita de espargos, manteiga e penne de amêndoa, limpe os aspargos retirando a casca fibrosa com um descascador de batatas. Escorra-os por 4-5 minutos em água fervente.

Deixe esfriar em água e gelo e corte os caules em pedaços, mantendo as pontas intactas. Derreta a manteiga em uma frigideira grande; adicione as amêndoas, refogue por 30 segundos, depois adicione os rolinhos de aspargos e a manjerona picada. Ferva o penne, escorra al dente e coloque na panela com o molho. Refogue tudo por 1-2 minutos, acrescentando, se necessário, algumas colheres de sopa de água do cozimento. Por fim, adicione sugestões. Sirva o macarrão bem quente, coberto com parmesão ralado, se desejar.

CARBONARA" COM CHOCO, ESPARGOS E SPECK

Tempo 40 minutos

ingredientes

4 pessoas

800 g de aspargos brancos

200 g de choco limpo

8 fatias de grão

2 gemas

pimenta, limão

caldo de legumes

azeite extra virgem

óleo de semente, endro, sal

Preparação

Prepare uma maionese picante: bata as 2 gemas adicionando lentamente 150 g de azeite virgem extra, alternando com 150 g de óleo de sementes. Transfira a maionese para uma tigela, acrescente 20 ml de caldo de legumes, um pouco de suco de limão e uma pitada de pimenta malagueta picada, misture bem e tempere com sal. Aqueça uma frigideira com bastante óleo de semente e frite as fatias de grão cortadas ao meio até ficarem crocantes. Escorra-os em papel de cozinha e parta metade em migalhas, esfregando-os numa folha de papel de cozinha para retirar bem a gordura; reserve as outras 8 peças para a guarnição final. Doure os chocos em azeite virgem extra em fogo alto com uma pitada de pimenta malagueta por 1 minuto;

adicione um pouco de suco de limão e uma pitada de sal e desligue. Deixe esfriar e corte-os em tiras finas. Limpe os aspargos, retire a parte final do caule e primeiro corte-os finamente no sentido do comprimento com um bandolim ou descascador de batatas e depois em tiras verticais, tornando-as semelhantes ao espaguete. Ferva-os em água fervente com sal por 3 minutos. Escorra-os em papel absorvente. Misture os chocos e os espargos e tempere com a maionese, reservando algumas colheres; adicione sal se necessário. Distribua a carbonara nos pratos, complete com o miolo de grão, as folhas de endro e o restante da maionese; decore cada prato com fatias de grão e leve à mesa e sirva.

FETTUCCINE E SCAMPI EM CREME DE ESPARGOS

Duração 50 minutos

ingredientes

4 porções

400 g de fettuccine fresco

200g de pepino

200 g de ervilhas frescas sem casca

120 g de espinafre novo

12 camarões

11 aspargos verdes

1 unidade de limão, caldo de legumes

azeite extra virgem

venda, pimenta

Preparação

Para a receita de fettuccine e scampi com creme de aspargos, descasque os pepinos, reserve a casca e corte-os em pedaços. Marina Teli com 2 colheres de sopa de azeite, uma pitada de sal, um grão de pimenta e o suco de 1/2 limão por 30 minutos. Escalde as cascas de pepino por alguns segundos em água fervente com sal; escorra-as e, na mesma água, escalde as ervilhas por 2 a 3 minutos. Limpe os aspargos e cozinhe 3 com 1 copo de caldo por 5 minutos; Tempere com sal e misture até obter um creme. Corte os espargos restantes longitudinalmente em palitos finos. Descasque os camarões, retire a casca escura e doure-os em uma assadeira untada com um fio de azeite, por 30 segundos; sal e pimenta e libere a panela. Ferva o fettuccine em bastante água e sal até que flutuem à superfície. Entretanto, na mesma panela que o scampi, cozinhe os espinafres, os palitos de espargos e as cascas de pepino com o sumo de 1/2 lima, 2 colheres de sopa de água da cozedura do fettuccine, uma pitada de sal e um grão de pimenta para 2-3 minutos. Tempere o fettuccine com o creme de aspargos e distribua nos pratos, completando com os lagostins, todos os legumes, as ervilhas, os pedaços de pepino marinado e as raspas de limão raladas.

RECEITAS
SEGUNDO PRATOS

ENSOPADO DE PEIXE E CREME DE ABOBRINHA ESTILO SCAPECE

Tempo 1h 30min

ingredientes

4 pessoas

O creme de abobrinha

250g de caldo de galinha

5 abobrinhas

1/2 chalota

batatas, hortelã

vinagre de vinho branco

azeite extra virgem

sal e pimenta, o ensopado

100 g de filés de salmonete

100 g de filé de atum

100 g de filé de robalo, 4 vieiras, 4 camarões

4 lagostins, 4 amêijoas, 4 mexilhões

1 dente de alho, salsa, sal

azeite extra virgem

Preparação

Descasque as abobrinhas, retire a parte com as sementes e corte-as em pedaços. Num tacho, frite a chalota picada e um pedaço de batata picadinha, junte as abobrinhas e deixe temperar. Regue-os com um pouco de vinagre e adicione o caldo de galinha quente. Tempere com folhas por alguns minutos e cozinhe por 20 minutos. Misture tudo, adicionando sal e pimenta e adicionando lentamente 2-3 colheres de sopa de óleo (para um molho mais verde, descasque as abobrinhas e escalde as cascas em água fervente com sal; prossiga com a receita, cortando as abobrinhas descascadas em cubos. Na hora de bater para obter o molho, acrescente as cascas escaldadas (se quiser bem aveludadas, passe por uma peneira). Numa panela coloque o alho descascado com um fio de azeite e um pouco de salsa. Quando o óleo estiver quente, adicione os mexilhões e tampe. Molhe com uma gota de água e tampe novamente. Retire os mexilhões da frigideira assim que abrirem. Repita a operação com as amêijoas. Limpe todos os peixes e corte-os em pedaços pequenos. Camarões descascados, camarões e vieiras. Regue-os com um fio de azeite e escorra-os durante 3-4 minutos numa frigideira quente, polvilhada com uma pitada de sal. Sirva peixes, moluscos e crustáceos no.

BOLO DE PEIXE COM BRÓCOLI, ERVAS AROMATICAS

Hora 1h

ingredientes

6-8 pessoas

580 g de filé de bacalhau limpo

120 g de tufos de brócolis

4 claras de ovo

bagas de coentro, pimenta verde

endro, cebolinha, sal

Preparação

Para a receita de bolo de carne de peixe com brócolis e ervas aromáticas, escalde os tufos de brócolis em água fervente com sal por 1 minuto e escorra-os.

Limpe o bacalhau dos restos de espinhas, corte-o em pequenos pedaços e junte as claras e uma pitada de sal. Misture tudo até obter uma massa ligeiramente pegajosa. Aromatizado com coentro moído e pimenta verde. Adicione à mistura os tufos de brócolis, depois de enxugá-los com papel de cozinha, para secar um pouco. Além disso, adicione um raminho de endro picado junto com algumas cebolinhas. Espalhe a mistura sobre uma camada de folhas sobrepostas de papel alumínio adequadas para cozinhar. Enrole com a ajuda do filme até obter uma salsicha. Amarre as pontas com barbante de cozinha e cozinhe o bolo de carne no vapor por 45 minutos. Acompanhado a gosto com uma polenta macia, que você pode preparar cozinhando 50 g de farinha de polenta amarela em 500 g de caldo de peixe fervente. Em seguida, misture com manteiga, sal e pimenta e coentro, as mesmas ervas usadas no bolo de carne.

COSTELA DE PEIXE
E TAPIOCA

Tempo 40 minutos

ingredientes

6 pessoas porções

6 filés de perca

300 gramas de tomate

120 g de pérolas de tapioca

farinha de milho

clara de ovo

concentrado de tomate

Sal de manjericão

Óleo de amendoim

Preparação

Para a receita de costelinha de poleiro e tapioca, corte os tomates cereja em pedaços pequenos e bata no liquidificador. Recolha a polpa em uma peneira forrada com pano, coloque em um recipiente e deixe escorrer até obter 100 g de água de tomate. Cozinhe a tapioca em 300 g de água fervente com sal. Quando as pérolas de tapioca começarem a inchar e ficarem levemente transparentes, adicione a água do tomate e cozinhe por 15-20 minutos. Enquanto isso, empane os filés de peixe, mergulhando na farinha de milho, depois em 1 clara de ovo batida e novamente na farinha de milho. Frite-os em óleo de amendoim quente por 2 minutos de cada lado. Misture o purê de polpa de tomate com 1 colher de sopa de concentrado, obtendo um molho. Sirva os filés fritos na sopa de tapioca e complete com molho de tomate e folhas frescas de manjericão.

**FLES COM
PORCINI E
BATATAS**

Hora 1h

ingredientes

6 porções

6 batatas amarelas pequenas

150 g de cogumelos porcini

30g de parmesão

2 pedaços de chalotas, manteiga

folhas de louro, manjerona

saboroso, sábio

alecrim, vinho tinto

concentrado de tomate

azeite extra virgem

sal e pimenta

Preparação

Para a receita de pudim de batata, descasque
as batatas e lave-as em uma tigela até que a
água saia limpa, para retirar um pouco do
amido. Corte as batatas em rodelas regulares
com 3-4 mm de espessura. Massageie com
um fio de azeite, espalhe sobre uma assadeira
forrada com papel manteiga e salgue
levemente. Limpe os cogumelos porcini,
corte-os em rodelas regulares, distribua-os
na frigideira com as batatas e tempere com
um fio de azeite. Asse a 220°C por 15
minutos. Unte com manteiga 6 formas de
muffin (ø 7 cm) e forre o fundo com 6 discos
de papel manteiga, que também devem ser
untados com manteiga. Pique finamente um
raminho de manjerona salgado e um
raminho de alecrim e misture com o
parmesão ralado. Retire as batatas e os
cogumelos porcini do forno e monte cada
pudim distribuindo uma

uma camada de batatas, uma de parmesão com ervas e uma de cogumelos porcini em cada forma, repita as três camadas e finalize com parmesão e uma noz de manteiga; leve ao forno a 180-190°C durante cerca de dez minutos. Prepare o molho: descasque a chalota, corte-a ao meio e doure-a numa caçarola com uma noz de manteiga, um raminho de sálvia, um par de folhas de louro, uma pitada de sal e um grão de pimenta. Quando a chalota começar a chiar, acrescente 1 copo de vinho tinto e deixe evaporar; adicione 1 colher de chá de extrato de tomate e cozinhe por 10 minutos; por fim retire as ervas aromáticas e bata até obter um molho liso e homogéneo. Sirva os pudins com o molho; acompanhado a gosto com cogumelos porcini salteados numa frigideira com uma noz de manteiga.

SALTIMBOCCA DE PORÇO COM CREME DE BERINGELA

Hora 1h

ingredientes

4 pessoas

600 g1 berinjela violeta

450g 4 fatias de carne de porco verdadeira

120 g de pão ralado

30 g de erva-doce

salsa, manjericão

azeite extra virgem

alho sal

Preparação

Para a receita de saltimbocca de porco com creme de berinjela, pique a erva-doce e pique finamente também os talos. Aqueça 4 colheres de sopa de óleo em uma panela grande com 1 dente de alho na casca; adicione o funcho picado, misture e cozinhe por 1 minuto, depois retire o alho, tempere com sal e acrescente o pão ralado. Deixe aromatizar no fogo por mais 30 segundos, depois desligue o fogo e deixe esfriar. Bata as fatias de carne, reduzindo-as até uma espessura de 3-4 mm; distribua 1 colher de sopa de pão com sabor de erva-doce em metade de cada fatia e feche-as em uma carteira. Espalhe um pouco mais de pão ralado na superfície do saltimbocca, feche com um palito e tempere com um fio de azeite. Cozinhe na grelha quente por 8-9 minutos, vire e continue cozinhando por mais 5-6 minutos, adicionando sal. Corte a berinjela ao meio e corte em formato de losango corte, unte bem e cozinhe em uma frigideira antiaderente bem quente em fogo moderado, com tampa, por 10-12 minutos, depois vire as duas metades e continue cozinhando por mais 10 minutos. até a polpa ficar macia (verifique com a ponta de uma faca). Desligue e deixe esfriar com a panela tampada. Retire a polpa das metades da berinjela e bata a polpa no liquidificador de imersão, acrescentando a água liberada na panela durante o cozimento, 1 colher de sopa de salsa picada, algumas folhas de manjericão rasgadas, uma pitada de sal, 1 dente de alho e 2 colheres de sopa. de óleo. Sirva o saltimbocca, ainda em temperatura ambiente, com o purê de berinjela, acompanhando, se desejar, com uma salada de tomate cereja, manjericão e erva-doce.

GUISADO DE FRANGO, VITELA, COGUMELOS CHAMPIGNON

Hora 1h

ingredientes

8 porções

400g de peito de frango

400 g de megatelo ou ponta de vitela

250 g de cogumelos champignon

240 g de feijão canelini cozido

dois talos de aipo branco

uma cebola, vinho branco

sementes de cominho

canela em pó

sementes de erva-doce

erva-doce fresca, pimenta

Noz-moscada em pó

azeite extra virgem

sal e pimenta

Preparação

Para a receita do ensopado de frango, vitela e cogumelos, corte o peito de frango e a vitela em cubos de aproximadamente 2 cm. Descasque o aipo e a cebola, corte-os em cubinhos e doure-os por 6 a 7 minutos com um fio de azeite em uma panela grande, que conterá todo o resto. Limpe os cogumelos champignon, retire os caules e resíduos terrosos, lave-os brevemente e corte-os em fatias; coloque-os na panela com a cebola e o aipo junto com uma pitada de sal e continue cozinhando por 10 minutos. Numa frigideira doure os cubos de carne com um fio de azeite e uma pitada de sal durante cerca de 10 minutos:

para facilitar o escurecimento, recolha o líquido liberado; despeje na panela com os cogumelos para dar sabor. Molhe a carne com 1/2 copo de vinho e deixe evaporar por 1 minuto. Transfira tudo para a panela com os cogumelos, cubra com água, acrescente uma pitada de todos os temperos (dosando a gosto), sal e pimenta, e cozinhe delicadamente por mais 20 minutos, acrescentando no final o feijão canelini escorrido. Distribua o guisado em pratos, complete com a erva-doce fresca picada e as rodelas de pimenta e sirva em seguida.

ESPETADOS DE ROBALO E ABOBRINHA

Tempo 50 minutos

ingredientes

4 pessoas

600 g de filés de robalo

350 g 1 abobrinha grande

70 g de pão para sanduíches

limão, alho

Pimenta

pimenta fresca

Grana Padano Dop

salsa picada

azeite extra virgem

sal e pimenta

Preparação

Para a receita de espetos de robalo e
abobrinha, escale os filés de robalo, corte-os
na barriga e retire os ossos. Corte os filés em
4 pastilhas de cada um e tempere-os com um
fio de azeite. Misture o pão, sem as pontas,
com 1 colher de chá de raspas de limão
raladas, 1 colher de parmesão ralado, 1
colher de sopa de salsa picada, uma pitada
de sal, um grão de pimenta e 1 colher de sopa
de azeite. Corte as curgetes em quatro
segmentos no sentido do comprimento e
retire as sementes centrais; em seguida, corte
cada segmento em 5 partes. Passe as
pastilhas de robalo na farinha de rosca.
Prepare os espetos alternando o peixe e as
abobrinhas no espeto, de modo a ficar 6
pedaços de robalo e 5 abobrinhas em cada
espeto, bem pressionados entre si. Lugar

os espetos em uma bandeja mantendo-os juntos; Espalhe um pouco mais de pão ralado por cima, depois vire e distribua o restante do pão ralado, pressionando com as mãos para que adira bem. Cozinhe os espetos em uma chapa quente por 3 minutos, vire-os e continue cozinhando por mais 3 minutos. Prepare um molho aquecendo 2 colheres de sopa de óleo com 2 a 3 dentes de alho; adicione 1 colher de sopa de salsa picada, 1/2 colher de sopa de pimenta em cubos e algumas rodelas de pimenta malagueta, misture para dar sabor, desligue e deixe esfriar. Distribua o tempero nos espetos e sirva.

FATIA DE SALMÃO E CREME DE MOSTARDA

Tempo 35 minutos

ingredientes

6 pessoas porções

600 g de filé de salmão

200 gramas de creme

mostarda de trigo

6 g de fatias de pão caseiro

Manjerona

pepino, limão

folhas de alcaparra

azeite extra virgem

pimenta rosa salgada

Preparação

Para a receita de bife de salmão e creme de mostarda com mostarda, unte as fatias de pão com um fio de azeite, salgue-as e toste-as na frigideira por alguns minutos de cada lado. Disponha uma folha de papel alumínio, coloque uma folha de papel manteiga por cima e por fim arrume o bife de salmão. Tempere com suco de 1/2 limão, pimenta rosa, manjerona e 5-6 folhas de alcaparra. Feche o papel alumínio e leve ao forno a 200°C por cerca de 15 minutos. Bata as natas com um batedor manual com uma pitada de sal, 1 colher de chá de suco de limão e 1 colher de sopa de mostarda em grão. Sirva o salmão com pão torrado, creme de leite e rodelas de pepino.

POLVO EM SALADA

Tempo 1h 30min

+ 30 minutos de marinada

ingredientes

4 pessoas

600 g 1 polvo fresco

1 cebola

1 talo de aipo

1 cenoura, vinagre

1 dente de alho

azeite extra virgem

sal e pimenta

tomate cereja

Preparação

Para a receita tradicional de salada de polvo, leve para ferver uma panela com água com a cebola inteira, o aipo e a cenoura. Quando ferver, mergulhe o polvo e retire-o logo a seguir; repita a operação 3-4 vezes, para enrolar os tentáculos; em seguida, mergulhe completamente e deixe cozinhar por 40 minutos. Desligue e deixe o polvo esfriar na água. Escorra e corte em pedaços pequenos, mantendo alguns dos cachos mais bonitos. Tempere com 3 colheres de vinagre e o dente de alho descascado, sem caroço e picado. Deixe marinar por 30 minutos. Por fim tempere com azeite, sal, pimenta e salsa picada. Acompanhe, se quiser, com alguns tomates cereja cortados em rodelas.

TAMBORIL BARDO E UVAS VERMELHAS

Tempo 1h 20min

ingredientes

6 pessoas porções

1,5kg de fatia de tamboril

200 gramas de bacon

defumado em fatias finas

500 g de uvas vermelhas

vinho branco seco

Tomilho, manteiga

sal, pimenta, sálvia

Preparação

Para a receita de tamboril e uvas vermelhas, desosse o filé de peixe fazendo uma incisão ao longo da espinha central e retire-o. Enrolar o bife desossado nas fatias de bacon, sobrepondo-as ligeiramente; coloque o tamboril numa assadeira ou assadeira, tempere com um raminho de sálvia, sal e pimenta e leve ao forno a 180°C por cerca de 30 minutos. Em seguida, lave as uvas, coloque-as na panela com 1/2 copo de vinho branco e continue cozinhando por mais dez minutos. Se quiser verificar melhor o cozimento, use um termômetro de sonda para medir a temperatura interna: ela deve ter atingido 64°C. Transfira o tamboril para um prato de servir, cubra com papel alumínio e deixe descansar por alguns minutos. Leve ao lume o tacho com o líquido da cozedura e as uvas. Deixe o molho reduzir um pouco, acrescente uma noz de manteiga e emulsione. Sirva os bifes de tamboril com o molho e complete com algumas folhas de sálvia e um pouco de tomilho.

TRÊS CEBOLAS COLORIDAS COM GRÃO DE BICO, PÃO E FRUTOS SECOS

Tempo 1h 30min

ingredientes

4 pessoas

200 g de grão de bico cozido

60 g de pão integral

30 g de pinhões

30 g de pistache

30 tomates secos em óleo

2 cebolas roxas

2 cebolas de cobre

2 cebolas brancas

azeite extra virgem

sal, pimenta, louro

Preparação

Para a receita de cebola tricolor com grão de bico, pão e frutas secas, ferva a cebola com casca em água fervente com sal por 20 minutos e depois escorra. Corte as tampas e esvazie. Pique toda a polpa obtida e refogue numa frigideira com 3-4 colheres de azeite e o pão aos cubos durante alguns minutos. Adicione também o grão de bico escorrido, 2 folhas de louro, sal e pimenta e cozinhe por 3-4 minutos. Adicione também os pinhões e os pistaches e cozinhe por mais 2 minutos.

Desligue e bata tudo no cortador, sacudindo, para obter um recheio grosso. Adicione mais 2 colheres de sopa de azeite e tempere com sal e pimenta. Recheie as cebolas com o recheio e acrescente também os tomates cereja, alternando com o recheio. Unte com um fio de azeite e leve ao forno as cebolas juntamente com as tampas a 180°C durante 30-40 minutos.

ESCALOPE DE ATUM E TORANJA ROSA

Tempo 35 minutos

ingredientes

4 pessoas porções

4 bifes de atum pesando 150 g

3 toranjas rosa

azeite extra virgem

sal

1 fatia de pão

pistachios

sementes de Sesamo

Preparação

Para a receita de escalope de atum e toranja rosa, descasque 3 toranjas rosa e retire a casca branca; corte-os em rodelas. Asse 4 bifes de atum de 150 g cada numa frigideira grande antiaderente, sem temperos, durante cerca de 3 minutos de cada lado. Adicione sal no final, retire da panela e mantenha aquecido. Despeje o suco de um quarto de toranja no líquido do cozimento, adicione sal e cozinhe até reduzir pela metade. Desligue o fogo e acrescente 4 colheres de sopa de azeite e as rodelas de toranja. Sirva os bifes de atum fatiados com a toranja. Cubra com pão ralado torrado junto com pistache picado e sementes de gergelim. Decore com cerefólio fresco.

**MORDIDAS DE SALMÃO
NO SPECK COM
VEGETAIS DOCES E AZEDOS**

Tempo 40 min + 1h de descanso

ingredientes

4 pessoas

600 g de abobrinha trombeta

500 g de filé de salmão fresco

200 g de tomate cereja datterini

30 g de pinhões

16 fatias de grão

1 cebolinha, açúcar

vinagre de maçã, sal

azeite extra virgem

Preparação

Para a receita de pedaços de salmão com grão e vegetais agridoces, descasque a cebolinha e corte-a em rodelas. Lave as tâmaras e corte-as ao meio. Lave as abobrinhas, corte-as em rodelas e doure-as numa frigideira em fogo alto com um fio de azeite por 6-8 minutos, junto com os tomates datterini, a cebolinha e os pinhões. Polvilhe com algumas colheres de chá de açúcar e uma boa pitada de sal. Transfira todos os legumes bem assados para um tabuleiro, polvilhe com 2-3 colheres de vinagre de maçã, feche o tabuleiro com película aderente e deixe repousar durante uma hora. Retire a pele do salmão e corte o filé em 16 pedaços de aproximadamente 35 g; embrulhe em uma fatia de grão e doure rapidamente em uma frigideira por todos os lados (vai demorar pelo menos 8 a 10 minutos).

ROLOS DE ESPADA COM PAPRIKA E CREME DE ABOBRINHA

Hora 1h

ingredientes

4 pessoas

600 g 6 fatias finas de espadarte

200 g de abobrinha

150 g de pecorino ralado

4 fatias de pão

concentrado de tomate

colorau

cebolinha, tomilho, sal

azeite extra virgem

Preparação

Para a receita de carretéis de peixe-espada com páprica e creme de abobrinha, descasque as abobrinhas, corte-as em rodelas e doure-as coloque em uma panela em fogo alto com azeite, 1 colher de sopa de água, sal e um pouco de tomilho; quando estiverem macios, bata os ovos. Numa tigela, reúna as fatias de pão cortadas em pedaços, 2-3 colheres de sopa de extrato de tomate, o queijo pecorino e algumas colheres de chá de colorau e misture até obter uma bola; divida-o em 12 bolas. Corte as fatias de peixe-espada ao meio, no sentido do comprimento. Enrole os bolinhos da mistura nas 12 fatias de peixe-espada e feche os carretéis com um fio de cebolinha (em alternativa, use barbante de cozinha). Coloque o Rocchetti em uma assadeira forrada com papel manteiga e untada com óleo, unte também o Rocchetti, salgue apenas o peixe e leve ao forno a 180°C por 15-20 minutos. Distribua o molho de curgete pelos pratos e disponha os rolinhos de peixe-espada. Complete a gosto com pimenta moída e flores de abobrinha.

OMELETE DE ERVAS

Tempo 20 minutos

ingredientes

6 pessoas porções

12 ovos

200g de parmesão ralado

150g de creme fresco

cebolinha

hortelã

salsinha

azeite extra virgem

sal e pimenta

Preparação

Para a receita de omelete de ervas, misture os ovos apenas o suficiente para misturar as gemas e as claras: ao bater muito tempo eles ficam quebradiços e a consistência da omelete perde a dureza. Adicione o parmesão, as natas, o sal, a pimenta e um belo ramo de ervas picadas grosseiramente. Despeje a mistura em uma panela grande, em fogo alto, sobre uma fina camada de óleo quente. Quando formar uma crosta, abaixe o fogo, cubra com a tampa e termine de cozinhar sem virar. Sirva imediatamente ou em temperatura ambiente. Armazenado na geladeira em recipiente hermético, também serve no dia seguinte.

FRANGO COM MEL COM LEGUMES CRISPADOS COM ZIMBRO

Tempo 1h 10min

ingredientes

4 pessoas

1 kg de cenoura colorida

2 coxas de frango

2 coxas de frango

alecrim, zimbro

vinho branco seco

Mel de acácia

açúcar

vinagre de maçã

óleo de girassol

azeite extra virgem

sal e pimenta

Preparação

Para a receita de frango com mel e legumes crocantes de zimbro, coloque o frango em uma assadeira com 6 raminhos de alecrim, 1 copo de vinho e uma pitada de sal. Selar com película aderente para que entre o mínimo de ar possível e deixar repousar cerca de 15 minutos. Isso ajuda a deixar a pele crocante durante o cozimento. Descasque as cenouras e corte-as ao meio no sentido do comprimento. Corte a parte cônica em cachos com um descascador de batatas e a parte mais grossa em palitos. Coloque as fitas em água fria com alguns cubos de gelo para que enrolem um pouco. Leve uma panela com água salgada para ferver; adicione 3 colheres de sopa de vinagre de maçã, 1 colher de sopa de bagas de zimbro e depois a cenoura palitos e 2 colheres de açúcar; cozinhe por 5 minutos, depois adicione as fitas e cozinhe por mais 3 minutos. Escorra e, depois de frios, tempere com um fio de azeite virgem extra, sal e pimenta. Numa frigideira untada com óleo bem quente, doure o frango, depois acrescente o alecrim, o louro e 3 colheres de sopa de marinada, 1/2 copo de água e sal. Reduza o fogo, vire as pernas e as coxas para que todos os lados ganhem sabor, depois tampe e cozinhe por pelo menos 30 minutos. Vire-os de vez em quando. No final do cozimento retire o alecrim. despeje 2 colheres de sopa de óleo de girassol e 1 colher de mel de acácia, obtendo uma espécie de emulsão; pincele o frango por todos os lados, vire os pedaços e pincele do outro lado; retorne ao fogo alto e doure por 4-6 minutos.

CAVALA COM RUCULA COM ERVAS E AZEITONAS PESTO

Hora 1h

ingredientes

4 pessoas

90 g de patê de azeitona

40 g de rúcula limpa

4 peixes cavala

2 ovos

azeite extra virgem

Manjerona

sal

Preparação

Para a receita de cavala com rúcula e pesto de ervas e azeitonas, ferva os ovos e cozinhe-os por 7 minutos após a fervura. Esfrie, descasque, recupere as gemas e passe por uma peneira, obtendo a mimosa. Limpe e corte a cavala em filetes; remova todos os plugues. Misture a rúcula com 40 g de óleo e despeje em uma panela com mais 300 g de óleo. Aqueça até 60°C e mergulhe os filés de cavala. Deixe cozinhar em temperatura constante por 10-15 minutos e depois desligue-os. Misture o patê de azeitona com 1 colher de sopa de manjerona fresca picada. Sirva os filés escorridos do azeite e salgados, completando com o ovo de mimosa, o paté de azeitona e algumas folhas frescas de rúcula.

FRANGO E BERINGELAS COM COMPOTA DOCE E AZEDO

Hora 1h

ingredientes

6 pessoas

1kg 1 frango

14 damascos maduros, mas firmes

2 berinjelas

meia cebola roxa

vinagre, alho

azeite extra virgem

açúcar

sal e pimenta

Preparação

Para a receita de frango e berinjela com compota agridoce, abra o frango ao meio e cozinhe os dois lados na grelha, amassando um pouco, por cerca de 20-25 minutos de cada lado. Corte as berinjelas longitudinalmente em fatias com alguns centímetros de espessura. Esfregue com alho, tempere com sal e azeite e leve ao forno na grelha por 4 minutos de cada lado. Abra 6 damascos e grelhe-os por 2-3 minutos de cada lado. Prepare uma compota agridoce: pique a cebola roxa e refogue em 1 colher de sopa de azeite, adicione 8 damascos picados, 100 g de açúcar, um pouco de vinagre, uma gota de água, sal e pimenta e cozinhe por 20 - 25 minutos . Sirva o frango com as beringelas grelhadas e os damascos com a compota.

FRITOS DE ABROBRINHA E SALADA DE RADISH

Tempo 1h 50min

ingredientes

6 porções

200g de farinha

200 g de abobrinha

150g de leite

30 g de filés de anchova em óleo

10 g de pão ralado

5 g de levedura de cerveja

20 flores de abobrinha

6 rabanetes, 1 nabo branco

querido, limão

orégano fresco

azeite extra virgem

salsinha

sal e pimenta

Preparação

Para a receita de bolinhos de abobrinha e salada de rabanete, misture a farinha com o leite levemente morno, o fermento esfarelado e uma pitada de sal, obtendo uma massa bem grossa. Deixe descansar coberto até dobrar de volume (cerca de 1 hora). Lave as abobrinhas e rale-as com um ralador de furos grandes. Em seguida, misture-as com a massa, acrescentando também 16 flores, limpas e divididas em tiras.

Cozinhe a mistura em uma panela com 4 colheres de sopa de óleo, despejando em panquecas de cerca de 10 cm de diâmetro. Cozinhe por cerca de 2 minutos de cada lado. Bata o pão ralado com 15 g de azeite, as anchovas, 10 g de mel, 35 g de sumo de limão, 40 g de água e algumas folhas de salsa na varinha mágica para obter um molho. Descasque e corte o nabo branco bem fino e corte os rabanetes ao meio. Adicione as restantes flores de curgete e tempere com azeite, sal, pimenta e orégãos frescos. Sirva as panquecas com a salada e o molho de rabanete.

COD CRU

Tempo 25 minutos

ingredientes

4 pessoas

500 g de bacalhau dessalgado

400 g de tomate misto

1 toranja rosa

açúcar

tomilho limão

ervas aromáticas frescas

azeite extra virgem

sal, pimenta preta

Preparação

Corte o repolho em rodelas finas. Coloque-os numa assadeira e tempere com um fio de azeite, tomilho-limão e pimenta-do-reino. Deixe seu sabor. Corte os tomates cereja em pedaços pequenos. Aqueça 3 colheres de sopa de óleo em uma panela com o tomilho-limão. Refogue os tomates por 5-6 minutos, mexendo-os sem esmagá-los. Adicione uma pitada de sal e 1/2 colher de chá de açúcar. Por fim, acrescente o suco de 1/2 toranja e a polpa da outra metade, retirada com uma colher e partida em pedaços. Distribua as postas de bacalhau sobre tomate cereja e toranja, finalizando com um fio de azeite, pimenta e ervas aromáticas frescas.

MORDIDAS DE FRANGO COM LIMÃO E PIMENTA VERDE

Tempo 45 minutos

ingredientes

4 porções

500 g de peito de frango

2 limões, uma cebola

molho de soja, gengibre fresco

sálvia, farinha, vinho branco seco

alcaparras salgadas, cerefólio, sal

azeite extra virgem

pimenta verde seca

Preparação

Descasque a cebola e corte-a em pedaços pequenos. Cozinhe delicadamente em uma panela por 5 minutos, com um fio de azeite, 10 g de gengibre cortado em listras e uma folha de sálvia. Descasque um limão, divida em rodelas e descasque; Pique grosseiramente uma colher de pimenta verde e dessalinize uma colher de alcaparras. Corte o peito de frango em pedaços pequenos e deixe marinar por 15 minutos com o suco de um limão e duas colheres de sopa de molho de soja. Escorra o frango e seque-o com papel de cozinha. Farinha os pedaços de frango e cozinhe-os em uma panela grande com uma fina camada de óleo por 5-6 minutos, depois tempere com sal. Despeje a panela onde cozinhou o frango com uma taça de vinho por 3 minutos, depois acrescente a cebola e os nuggets de frango, misture bem e cozinhe por um minuto. Sirva o frango guarnecido com rodelas de limão descascadas, alcaparras e algumas folhas de cerefólio.

COSTELETAS EMPANADAS E SALADA DE COGUMELOS

Tempo 15 minutos

ingredientes

4 porções

350 g 2 fatias de lombo de vitela

140 g de champignon fatiado

50 g de amêndoas em flocos

50 g de pão ralado

2 ovos, farinha

erva-doce, limão

Óleo de amendoim

azeite extra virgem

pimenta, sal

Preparação

Misture o pão ralado com as amêndoas lascadas. Passe os bifes na farinha, sacudindo bem o excesso, depois nos ovos batidos e por último no pão ralado com as amêndoas, pressionando um pouco para que adira bem. Frite-os em uma frigideira adequada, em bastante óleo de amendoim, por alguns minutos de cada lado. Escorra os bifes em papel de cozinha e seque para retirar o excesso de óleo. Misture um raminho de erva-doce com 3-4 colheres de azeite virgem extra, sal, pimenta, raspas raladas e suco de meio limão, obtendo um "óleo verde" aromático. Tempere os cogumelos com este azeite e uma pitada de sal e sirva com as costeletas.

PEIXE ESPADA COM SALADA DE VEGETAIS

Tempo 30 minutos

ingredientes

2 porções

2 fatias de peixe-espada com 1 cm de espessura

100 g de feijão verde

50 g de cebola roxa

40g de vinagre

10 tomates cereja vermelhos e amarelos

5 maracujás

azeite extra virgem

sal e pimenta

Preparação

Cozinhe as rodelas de peixe-espada numa

frigideira com um fio de azeite e uma pitada de sal durante 1-2 horas. minutos de cada lado. Retire da panela; enxugue com uma folha de papel de cozinha, se quiser eliminar o excesso de gordura. Corte a cebola em cubos e coloque numa panela com o vinagre e 5 colheres de água. Deixe ferver por 3 minutos depois de levantar fervura; desligue e deixe esfriar. Descasque o feijão verde e escalde-o em água fervente com sal por 4 minutos, deixe esfriar em água fria e escorra. Por fim, abra-os ao meio no sentido do comprimento. Corte os tomates cereja em rodelas e retire as sementes. Abra o maracujá e recolha a polpa em uma tigela pequena. Misture com 2 colheres de sopa de óleo e filtre com uma peneira para retirar as sementes. Reúna o feijão verde e o tomate cereja em uma tigela e tempere com um pouco de molho de maracujá. Sirva o peixe-espada com um fio de azeite e pimenta e acompanhe com os legumes, a cebola picada,

BERINGELAS ASSADAS

Horário 2h 40min

ingredientes

6 porções

3 berinjelas

150g de azeitonas pretas

70 g de pão amanhecido

50 g de anchovas salgadas limpas

ou anchovas em óleo

50 g de alcaparras salgadas

2 tomates maduros

um dente de alho

azeite extra virgem

orégano seco, salsa, sal

Preparação

Para a receita de berinjela assada, descasque e corte as berinjelas ao meio no sentido do comprimento; corte a polpa em forma de grelha, salgue generosamente e deixe repousar uma hora com a polpa voltada para baixo. Pique um raminho de salsa. Pique as anchovas. Esfarele o pão amanhecido. Apedreje as azeitonas. Dessalinize as alcaparras. Pique o alho. Escalde os tomates em água fervente por alguns segundos, descasque-os, retire as sementes e corte-os em cubos. Tempere o pão esfarelado com salsa, alho, alcaparras, azeitonas, anchovas, orégãos e tomate picado. Misture bem. Lave e seque as metades de berinjela agora purgadas; arrume-os em uma assadeira e espalhe na superfície o pão aromático e o segundo tomate picado. Tempere com azeite e leve ao forno a 160°C durante 60-70 minutos. Sirva quente ou morno, são um excelente prato único.

FRANGO COM ERVAS

Hora 1h

ingredientes

4 porções

1kg de frango

125 g de iogurte integral

100 g de queijo de cabra fresco

alho, alecrim

estragão, erva-cidreira

páprica, manteiga

azeite extra virgem

pimenta, sal

Preparação

Divida o frango ao meio, cortando ao longo da lombada, retirando-o e abrindo-o como um livro. Aqueça alguns dentes de alho amassado com a casca, 2 ramos de alecrim, uma pitada de sal, algumas folhas de estragão e erva-cidreira, num tacho que possa ir ao forno com uma noz de manteiga e 2 colheres de azeite. Salgue o frango e tempere com uma colher de chá de páprica do lado da pele, depois acrescente às ervas quentes. Doure o primeiro do lado da pele por 3-4 minutos, colocando um peso sobre ele para que fique bem pressionado. Vire e cozinhe por mais 2 minutos, depois leve ao forno a 200°C por 30-35 minutos. Misture o iogurte com o queijo de cabra fresco, uma pitada de sal, uma colher de chá de azeite e um pouco de pimenta. Sirva este molho cremoso com o frango.

**BACALHAU COZIDO A VAPOR
COM ABACATE E
MOLHO DE MELANCIA**

Tempo 30 minutos

ingredientes

4 pessoas porções

600 g de bacalhau dessalgado e demolhado

200 g de polpa de melancia

70 g de framboesas

25g de amêndoas

1 abacate

melancia e

framboesas para enfeitar

azeite extra virgem

sal e pimenta

Preparação

Para a receita de bacalhau no vapor com molho de abacate e melancia, misture a polpa da melancia com as framboesas, uma pitada de sal e um pouco de pimenta. Filtre para retirar as sementes e emulsione o smoothie com 2 colheres de sopa de óleo. Corte o repolho em rodelas e cozinhe no vapor por 7 a 8 minutos. Torre levemente as amêndoas em uma frigideira e corte-as em flocos com uma faca. Descasque o abacate e corte-o em fatias. Distribua o molho de melancia e framboesa nos pratos e adicione o bacalhau, o abacate e as amêndoas. Complete com melancia, gomos de framboesa, um fiozinho de azeite e pimenta.

CAMARÕES VERMELHOS E SALADA PÊSSEGO E RICOTA

Tempo 15 minutos

+ 1h de marinação

ingredientes

4 porções

12 pedaços de camarões vermelhos

1 unidade de ricota

350 g de sal fino

Açúcar (150g

3 pêssegos

coentro fresco

Limão

azeite extra virgem

Preparação

Para a receita de salada de camarão vermelho e pêssego com ricota, misture sal e açúcar; Coloque os camarões, inteiros e com casca, numa assadeira, cubra-os com a mistura de sal e açúcar e deixe marinar durante 1 hora. No final, retire-os da marinada. Corte os pêssegos em pedaços e tempere-os com o sumo de 1/2 limão, um fio de azeite, uma pitada de sal e algumas folhas de coentros. Disponha os camarões em uma travessa (pode descascar as caudas, para maior comodidade) completando com os pêssegos e a ricota.

FILÉS DE MACKERE MARINADOS EM ÓLEO DE LIMÃO E SÁLVIA

Tempo 1h 20min

+ 1h de marinada

ingredientes

4 pessoas

850 g de 8 filés de cavala

300 g de azeite extra virgem

250 g de pontas de aspargos brancos

80 g de radicchio

2 limões não tratados

sálvia, sal

Preparação

Para a receita de filés de cavala marinados em óleo de limão e sálvia, limpe a cavala filés, retirando a parte da barriga. Coloque-os sobre a pele e corte-os ao longo do osso central, dos dois lados, até a pele; dobre levemente os filés, para destacar o osso principal, e corte-o com uma tesoura. Disponha os filés em uma assadeira. Tempere-os com as raspas de 1 limão e o sumo de 2 limões e sal. Cubra com filme plástico e deixe descansar por 1 hora. Corte as pontas dos aspargos em três fatias cada, longitudinalmente, e cozinhe no vapor por 20 minutos. Aqueça o óleo com um belo raminho de sálvia, levando-o a 140°C. Escorra os filés e descarte a marinada; coloque-os de volta na panela e cubra-os com o óleo quente. Deixe-os descansar até que o óleo esfrie. Frite o radicchio numa frigideira durante 2 minutos com um fio de óleo de cavala e uma pitada de sal. Sirva a cavala com o radicchio e os aspargos.

HAMBÚRGUER DE GÃO DE BICO E KETCHUP ARTESANAL

Tempo 1h 30min

ingredientes

4 porções

Para hambúrgueres

230 gramas de batatas

375 g de grão de bico cozido

2 gemas de ovo, sálvia, pimenta, sal

azeite extra virgem

Para ketchup

250 g de purê de tomate,

80g de açúcar

60 g de vinagre, sal

Para as batatas fritas, 700 g de batatas

azeite extra virgem, sal

Preparação

Ferva as batatas com casca em água sem sal por 30-35 minutos após a fervura. Escorra-os, descasque-os e amasse-os. Bata grosseiramente o grão de bico e depois misture com as batatas, as gemas, 5 folhas de sálvia picadas, uma colher de azeite, sal e pimenta. Forme a mistura em 4 hambúrgueres, com um anel (7,5 diâmetro). Cozinhe em uma panela com um fio de azeite por 15 minutos, virando-os na metade do cozimento. Prepare enquanto cozinha as batatas para os hambúrgueres: derreta o açúcar em uma panela por 1 a 2 minutos, acrescente o vinagre com o fogo desligado e ligue o fogo para dissolver os grumos que se formaram. Adicione o purê de tomate e 50 g de água e cozinhe por 8 a 10 minutos. Desligue o sal. Descasque as batatas, corte-as em palitos, lave-as com bastante água para retirar o amido e depois seque-as. Frite-os em óleo fervente por 5-6 minutos, escorra-os em papel de cozinha e adicione sal. Sirva com o hambúrguer e o molho.

PERNA DE CORDEIRO ASSADA COM ALCACHOFRAS

Horário 2h 30min

ingredientes

4 pessoas

1,2 kg 2 pernas de cordeiro

200 g de caldo de legumes

4 alcachofras

1 cebola pequena

1 cenoura, alecrim

sálvia, hortelã, pimenta, cominho

alho, farinha

Limão. vinho branco

sal e pimenta

azeite extra virgem

Preparação

Para a receita de perna de cordeiro assada com alcachofra, coloque as pernas em uma assadeira e polvilhe com agulhas de alecrim e folhas de sálvia, sal, pimenta, cominho, algumas rodelas de pimenta malagueta e um fio de azeite. Massageie-os acima e abaixo, depois adicione 1 dente de alho, a cebola fatiada, as rodelas de cenoura descascadas, 1/2 copo de vinho e o caldo de legumes. Asse o cordeiro a 180°C por 10-12 minutos, depois cubra com papel alumínio e continue cozinhando por cerca de 1 hora. Descubra e cozinhe por mais 1 hora. Misture o líquido do cozimento, filtre e reduza por cerca de 10 minutos; adicione 1 colher de sopa de farinha misturada com 1 colher de óleo, para engrossar um pouco o molho. Limpe as alcachofras e corte-as finamente. Tempere com azeite, sal, limão e hortelã e sirva com as pernas.

FRANGO COM LIMÃO E CENOURAS NOVAS EM PAPEL

Tempo 35 minutos

ingredientes

4 pessoas

360 g 2 peitos de frango inteiros

4 cenouras novas

2 limões não tratados

sementes de coentro

coentro fresco

azeite extra virgem

sal

Pimenta

Preparação

Para o frango com limão e cenouras novas assadas em papel alumínio, limpe os ossos e o tecido conjuntivo dos peitos de frango e divida-os em duas partes. Lave os limões e corte-os em rodelas. Descasque as cenouras e corte-as em rodelas finas. Faça pequenas incisões horizontais nos seios e insira as rodelas de limão. Transfira cada peito para uma folha de papel manteiga, junto com as cenouras; tempere com azeite, sal, pimenta e sementes de coentros (pressione um pouco para libertar o aroma). Feche os pacotes e leve ao forno a 180°C durante 15-17 minutos. Retire os embrulhos do forno, abra-os e cubra-os com folhas frescas de coentros e sirva.

ALMÔNDEGAS DE BATATA E ESPINAFRE COM MOLHO DE LIMÃO

Tempo 1h 20min

ingredientes

Porções de 50 peças

650 g de folhas de espinafre

600 g de batata de polpa branca

80 g de pão ralado

60 g de farinha de pistache

2 pedaços de ovos

1 unidade de chalota

meio limão

pasta de wasabi, óleo de semente

azeite extra virgem

sal fino e em flocos

Preparação

Para a receita de almôndegas de limão, ferva
as batatas inteiras com casca por cerca de 35
minutos; descasque-os, amasse-os e misture
com o pão ralado, 1 ovo e uma pitada de sal.
Pique a chalota e doure-a numa frigideira
com 2 colheres de sopa de azeite virgem
extra durante alguns minutos; adicione o
espinafre picado e cozinhe por 7-8 minutos;
escorra-os da água do cozimento, deixe
esfriar e misture com a mistura de batata,
reservando 20g. Molde a mistura em
almôndegas redondas de 15 g cada:

você terá cerca de cinquenta. Passe-os na farinha de pistache e frite-os em bastante óleo de semente quente por cerca de 1 minuto e 30 segundos; escorra-os em papel de cozinha. Prepare um molho misturando o espinafre reservado com 1 ovo, uma pitada de sal, o suco de meio limão e 1 colher de chá de pasta de wasabi, adicionando lentamente 130 g de óleo de semente. Tempere as almôndegas com sal em flocos e sirva com o molho.

CARPACCIO DE ESPADA E ESPARGOS COM MOLHO DE FRAMBOESA

Tempo 15 minutos

ingredientes

4 porções

400 g de carpaccio de peixe espada

50 g de framboesas

40 g de avelãs

8 aspargos verdes

vinagre de vinho branco

coentro fresco

sal

azeite extra virgem

Preparação

Para a receita de carpaccio de espadarte e espargos com molho de framboesa, bata as framboesas com 1 colher de vinagre, 2 colheres de azeite e uma pitada de sal, obtendo um molho. Descasque os espargos para retirar a parte dura, descasque os talos e corte-os muito finamente, no sentido do comprimento, com um bandolim ou descascador de batatas, de modo a obter fitas. Disponha o carpaccio de espadarte bem espalhado nos pratos, disponha por cima as fitas de espargos, as avelãs picadas, algumas folhas de coentros e gotas de molho de framboesa.

OVOS EM NINHO DE LIMÃO AGRETTI

Tempo 25 minutos

ingredientes

4 porções

300 g de agretti limpo

4 ovos orgânicos frescos

vinagre de vinho branco

gergelim preto e branco

limão, sal

azeite extra virgem

Preparação

Para a receita do ninho de limão, leve uma panela grande com água para ferver com 4 colheres de sopa de vinagre (você precisará dele para cozinhar os ovos). Ferva o agretti em uma panela com água fervente com sal por 3-4 minutos.

Quebre cuidadosamente um ovo em uma tigela pequena. Use ovos bem frios da geladeira. Abaixe o fogo da panela e crie um vórtice mexendo com uma colher; despeje um ovo no centro, deslizando-o para fora da tigela; continue mexendo delicadamente para que a clara envolva a gema. Após alguns segundos, sem retirar o primeiro ovo, repita gradativamente as mesmas operações com os demais ovos e cozinhe-os juntos por 3 minutos. A água deve apenas tremer, nunca ferver. Tempere os agretti com um fio de azeite e uma pitada de sal, disponha nos pratos, formando pequenos ninhos e coloque um ovo escalfado no centro. Complete com sementes de gergelim, alguns gomos e raspas de limão raladas.

FRANGO CACCIATORA COM MANJERONA E LIMÃO

Tempo 1h30min

ingredientes

6 pessoas

6 coxas de frango (frango caipira)

800 g de tomate pelado com suco

1 cebola roxa

1 dente de alho

vinho branco seco

alecrim, manjerona

azeite extra virgem

sal, pimenta, limão

Preparação

Para a receita de Cacciatore de frango com manjerona e limão, descasque a cebola e corte grosseiramente. Refogue por 2 minutos em um rondó grande com 3-4 colheres de azeite, o alho com casca, um pouco de alecrim e manjerona. Adicione as coxas de frango e doure-as em fogo alto por 7 a 8 minutos, dourando bem dos dois lados; tempere-os com sal e pimenta. Em seguida, misture com 1 copo de vinho branco, deixe evaporar por 2 minutos e adicione o suco de 1 limão. Amasse os tomates com as mãos em uma tigela, até obter uma espécie de purê bem grosso, e acrescente tudo ao frango. Abaixe o fogo, tampe com a tampa levemente removida e cozinhe por cerca de 50 minutos. Verifique de vez em quando o cozimento do frango e, se notar que o líquido evaporou muito, acrescente um pouco de água quente. Complete com manjerona fresca, bastante raspas de limão ralada e decore com flores de alecrim.

ALCACHOFRAS RECHEADAS

Tempo 1h 10min

ingredientes

4 pessoas

190 g de abobrinha

60 g de pecorino fresco

20 g de cebolinha

4 alcachofras grandes

4 fatias de pão

alho, salsa

azeite extra virgem

sal, pimenta, limão

Preparação

Para a receita de alcachofras recheadas, limpe as alcachofras removendo as folhas externas duras. Abra-os cavando dentro para criar espaço para o recheio. Guarde também parte dos caules, descascados, mantendo o coração. Num tacho, leve à fervura 2 litros de água com 100 g de azeite, um raminho de salsa, 2 dentes de alho ligeiramente esmagados com casca e 1/2 limão, ligeiramente espremido no interior. Ferva as alcachofras mergulhando-as inteiras nesta água aromática durante cerca de 20 minutos. Escorra, coloque-os de cabeça para baixo em uma bandeja e deixe esfriar. Entretanto, limpe as abobrinhas e lave-as.

Retire a côdea das fatias de pão, misture num cortador juntamente com um punhado de folhas de salsa e junte-as numa tigela com o pecorino ralado e a parte verde das curgetes, ralando até chegar ao caroço central, onde estão as sementes. que você pode excluir. Pique os corações dos talos de alcachofra e coloque-os na tigela. Pique a cebolinha e acrescente também, completando com 2 colheres de azeite, sal e pimenta. Misture tudo para combinar o recheio. Disponha as alcachofras num tabuleiro (posicionado nos quatro cantos, para que fiquem mais fechadas e em forma. Se tendem a abrir demasiado, amarre-as com barbante de cozinha). Recheie-os com o recheio, unte-os com um fio de azeite e leve ao forno a 180°C durante cerca de 10 minutos.

BOLO DE BERINGELA

Tempo 1h30min

ingredientes

4-6 porções

400 g de queijo vegetal para barrar

180 g de croutons integrais

150 g de tomate cereja

150g de tofu natural

10 ameixas sem caroço

2 berinjelas listradas

coentro em pó

cominho em pó, óleo de amendoim

azeite extra virgem

pimenta, sal, manjericão

Preparação

Para a receita de bolo de berinjela, corte uma berinjela em rodelas de alguns centímetros, coloque-as em uma assadeira forrada com papel manteiga e cozinhe a 200°C por 25 minutos, depois deixe esfriar e adicione sal. Misture os croutons integrais com as ameixas e uma pitada de sal. Misture o tofu puro e o queijo vegetal com meia colher de chá de cominho em pó, meia colher de chá de coentro em pó, uma pitada de sal e um grão de pimenta. Forre uma forma de fundo removível (20 cm de diâmetro) com papel manteiga e faça a primeira camada com os croutons e as ameixas picadas, alisando bem até obter uma base compacta com cerca de meio centímetro de espessura.

Faça uma segunda camada com metade do purê de tofu, depois uma com as rodelas de berinjela e 50 g de tomate cereja cortados ao meio. Cubra com uma última camada de purê de tofu e leve ao forno a 180°C por 35-40 minutos, até a superfície dourar. Cozinhe os tomates cereja restantes em uma panela com um fio de azeite virgem extra por alguns minutos. Corte a outra berinjela em rodelas bem finas e frite em bastante óleo de amendoim até começarem a dourar, depois seque com papel de cozinha (lascas de berinjela). Decore o bolo com lascas de berinjela, tomate cereja frito e algumas folhas de manjericão.

CUBOS DE FRUTAS DE PERU

DOCE AZEDO

Tempo 45 minutos

ingredientes

Porções para 6 a 8 pessoas

800 g de carne de peru em cubos

500 g de batatas novas

12 cerejas frescas (ou cristalizadas).

8 damascos

vinho rosé, alho

alecrim, hortelã

pistache picado

manteiga, sal

azeite extra virgem

Preparação

Para a receita de peru agridoce e cubos de frutas, lave as batatas e corte-as bem finas, enxágue, escalde em água fervente com sal, escorra e seque. Doure numa noz de manteiga com um raminho de alecrim e 1 dente de alho com casca durante alguns minutos. Corte os damascos ao meio e doure numa frigideira com uma noz de manteiga; quando começarem a caramelizar, adicione 1 copo de vinho passito e reduza o líquido até obter consistência xaroposa. Retire do fogo e acrescente as cerejas. Doure os cubos de peru em outra frigideira quente com uma fina camada de óleo; por fim cubra com o molho de damasco e acrescente as frutas. Sirva com batatas, complementado com folhas de hortelã e pistache.

CREME DE CAMARÃO BATATA E ALHO POR E REDUÇÃO DE MANDARINA

Tempo 1h 20min

ingredientes

4 pessoas

1 kg de tangerinas

600g de batatas

500 g de alho-poró

20 camarões, cerefólio

azeite extra virgem

equilíbrio, pimenta

Preparação

Para a receita de redução de camarão, creme de batata e alho-poró e tangerina, descasque as batatas e corte-as em pedaços pequenos. Limpe o alho-poró, eliminando as bainhas mais externas, a barba final e a parte verde;

Primeiro corte-o ao meio no sentido do comprimento e depois corte-o em fatias finas. Cozinhe as batatas e o alho-poró em uma panela com algumas colheres de azeite em fogo alto por alguns minutos, tempere com sal e pimenta; cubra com água, abaixe o fogo e continue cozinhando por cerca de 20 minutos, até que o líquido seja quase completamente absorvido. Misture tudo para obter um creme. Descasque as tangerinas e extraia o suco (obterá cerca de 600 g). Cozinhe a mistura em fogo baixo por pelo menos 20-30 minutos, até obter um molho com consistência de calda; retire do fogo e peneire. Limpe e descasque os camarões; tempere com azeite e sal e escorra em uma panela antiaderente por 1 minuto, depois vire e cozinhe por mais um minuto. Distribua o creme de batata e alho-poró nos pratos, coloque os camarões por cima,

FILÉS GURNARD COM MANTEIGA DE MOSTARDA

Tempo 40 minutos

ingredientes

4 pessoas porções

800 g de filé de peixe bacamarte

30 g de mostarda

caldo ou caldo de peixe

1 pepino, 1 tomate

1 chalota, vinho branco seco

limão, manteiga

Pimenta em pó

azeite extra virgem

sal e pimenta

Preparação

Para preparar os filés de bacamarte com manteiga de mostarda, misture 75 g de manteiga amolecida com a mostarda, o suco de 1/2 limão e pimenta malagueta a gosto. Descasque o pepino e corte-o em pedaços de 4-5 mm. Escalde o tomate, descasque e corte também em cubos. Escalde tudo por menos de 1 minuto, escorra e tempere com um fio de azeite, sal e pimenta. Massageie os filés de bacamarte com a manteiga de mostarda e deixe descansar na geladeira por 30 minutos. Pique a chalota e refogue delicadamente com uma noz de manteiga, misture com 1/2 copo de vinho branco, deixe evaporar, depois acrescente 1 concha de caldo e reduza até obter um molho cremoso. Doure os filés de bacamarte em outra frigideira quente com a manteiga da marinada. Sirva com o tomate e o pepino e tempere tudo com o molho de chalota.

PEIXE TRÊS MANEIRAS

Hora 1h

ingredientes

4 porções

1 kg de peixe salgado

limpo e eviscerado

marta, Alecrim, salsa, limão

trigo duro remoído

Sêmola de grãos

caldo de legumes

azeite extra virgem

Óleo de amendoim

sal, pimenta, vinagre

Preparação

Para peixes, três maneiras: enxaguar o carvão e secar. Corte em três partes, logo acima da cauda e logo abaixo da cabeça. Recheie a parte central com alecrim, manjerona e salsa, rodelas de limão, sal e pimenta; unte a superfície com um fio de azeite virgem extra, embrulhe o bife em papel manteiga e amarre-o como um assado com barbante de cozinha. Numa frigideira doure com um fio de azeite virgem extra durante cerca de 3 minutos, virando para que doure toda a superfície. Leve o assado ao forno a 180°C por cerca de 20 minutos. Amarre a cabeça com um barbante ou enrole em gaze de algodão e depois amarre, para manter a polpa compacta e em forma. Mergulhar o LA em 2,5 litros de caldo de legumes acidulado com 1 colher de vinagre; deixe ferver suavemente por cerca de 15 minutos. Passe o rabo na semolina e frite mergulhando em bastante óleo de amendoim não muito quente (160°C) por 6-8 minutos; escorra em papel de cozinha. Remonte o peixe combinando as partes cozidas de três formas diferentes e sirva com molhos e rodelas de limão a gosto.

BACALHAU ATLÂNTICO FRITO E RABANETES COM MAIONESE VERDE

Tempo 35 minutos

ingredientes

4 porções

1 filé de bacalhau do Atlântico

250 g de maionese

8 pedaços de briars, 3 ovos, leite

3 pimentões verdes em conserva

2 anchovas em azeite

alcaparras em conserva

salsa picada

farinha, sal, molho de soja

pão ralado, óleo de amendoim

Preparação

Descasque os rabanetes e corte-os ao meio. Bata os ovos com 10 g de leite e 1 colher de sopa de molho de soja. Farinha o filé de bacalhau e passe-o primeiro nos ovos batidos e depois na farinha de rosca; repita as operações uma segunda vez. Frite o bacalhau em bastante óleo de amendoim quente durante 6-8 minutos. Mergulhe também os rabanetes na farinha, nos ovos batidos e por último na farinha de rosca e frite no óleo de amendoim por 1 minuto. Pique a pimenta verde, um punhado de alcaparras e as anchovas e misture com a maionese, acrescentando 2 colheres de sopa de salsa picada. Sirva com bacalhau e rabanetes.

ROLOS, ALCACHOFRAS COM HORTELÃ, E CREME DE COUVE-FLOR

Tempo 1h 20min

ingredientes

4 pessoas

700 g 12 fatias finas de

lombo de vaca

500 g de couve-flor

12 fatias de queijo

12 fatias de bacon

4 alcachofras, limão

hortelã, óleo de semente

azeite extra virgem

sal e pimenta

Preparação

Para a receita de rolinho de alcachofra com creme de hortelã e couve-flor, limpe a couve-flor e corte em pedaços; cozinhe em uma panela com algumas colheres de azeite de oliva extra virgem em fogo alto por alguns minutos, depois cubra com água, abaixe o fogo, tempere com sal e pimenta e continue cozinhando por mais 20 minutos, até que o líquido fique não ser quase completamente absorvido. Misture até obter um creme. Limpe as alcachofras, corte-as em rodelas e mergulhe-as em água com um pouco de suco de limão. Escorra e cozinhe numa frigideira com um fio de azeite virgem extra durante 4-5 minutos, tempere com sal e tempere com 3-4 folhas de hortelã picadas. Adicione 1 copo de água e continue cozinhando por 7-8 minutos.

Tempere as fatias de carne com azeite, sal e pimenta; coloque uma fatia de bacon e uma das fatias finas no primeiro quarto de cada uma, feche dobrando primeiro as abas laterais para dentro e depois enrolando a fatia para formar um rolo. Salgue levemente os rolinhos e doure em uma frigideira com um fio de azeite extra virgem por 5 minutos; vire-os e continue cozinhando por mais 5 minutos. Transfira para o forno quente e termine de cozinhar a 180°C por 7-8 minutos. Misture 30 g de folhas de hortelã com 80 g de óleo de sementes no liquidificador e aqueça a cerca de 60 °C por 5 minutos. Peneire, deixe esfriar e tempere as alcachofras. Sirva os rolinhos com creme de couve-flor e alcachofras de hortelã.

PICADAS DE FRANGO FRITO COM GUACAMOLE PICANTE

Tempo 35 minutos

ingredientes

4 porções

400g de peito de frango

200 g de pão ralado

100 g de farinha 00

5 g de coentro fresco

3 arquivos

2 abacates maduros

2 ovos orgânicos

uma pimenta fresca

óleo de amendoim, sal

Preparação

Para a receita de nuggets de frango frito com guacamole picante, prepare o guacamole cortando a polpa do abacate em cubos. Adicione o sumo de 2 limas, a malagueta e os coentros picados finamente e uma pitada de sal. Corte o peito de frango em cubos de 3x3 cm. Bata os ovos com uma colher de água. Passe os cubos de frango na farinha, depois passe-os nos ovos batidos e por fim passe-os na farinha de rosca. Frite o frango em bastante óleo por 2-3 minutos, até que fique com uma bela cor dourada. Salgue os pedaços e sirva quente, guarnecido com rodelas de limão e acompanhado de guacamole.

SALMÃO E BATATAS EM PAPEL AROMÁTICO

Hora 1h

ingredientes

4 porções

600 g de filé de salmão fresco

300 gramas de batatas

uma gema de ovo

uma erva-doce

vermute branco

endro, mostarda

limão, óleo de amendoim

azeite extra virgem

pimenta, sal

Preparação

Para a receita de salmão e batata em papel alumínio aromático, ferva as batatas por cerca de 30 minutos, escorra, deixe esfriar e corte em rodelas de pelo menos 5 mm de espessura. Retire a pele do salmão e verifique se não há espinhas; se necessário, remova-os com uma pinça. Disponha as rodelas de batata sobre uma folha grande de papel manteiga, coloque o bife de salmão por cima e tempere com sal, pimenta, um pouco de vermute, um fiozinho de azeite virgem extra e raspas de limão raladas; feche em papel alumínio e leve ao forno a 230°C por cerca de 15 minutos. Descasque e corte a erva-doce bem fina e depois mergulhe-a em água fria por cerca de dez minutos para enrolar e ficar crocante.

Por fim, escorra e tempere com azeite virgem extra, sal e pimenta. Prepare uma maionese batendo a gema com uma boa colher de chá de mostarda, o suco de meio limão, uma pitada de sal e 100 g de óleo de amendoim adicionado aos poucos; por fim adicione um raminho generoso de endro picado, misturando com uma colher. Retire o papel alumínio do forno, disponha as batatas e o salmão numa travessa, polvilhe com endro picado e sirva com o funcho temperado e a maionese.

CONCLUSÃO

Caro leitor, Chegamos ao final desta emocionante viagem pelos segredos da dieta da Zona Azul de 2024. Foi uma honra guiá-lo neste caminho para uma vida mais saudável, mais longa e mais feliz. Esperamos que as informações e conselhos compartilhados nestas páginas tenham inspirado e motivado você a fazer mudanças positivas em sua vida. Gostaríamos de agradecer sinceramente por dedicar seu tempo e atenção à leitura de nosso livro. Esperamos que você tenha achado as informações úteis e as aplique em sua vida diária para melhorar sua saúde e bem-estar geral.

Se você gostou do livro e achou útil o que aprendeu, pedimos que considere deixar um comentário. Suas opiniões são extremamente importantes para nós e para outros leitores em potencial que possam estar interessados em explorar o mundo da dieta da Zona Azul. pelo seu apoio e por fazer parte desta comunidade dedicada à saúde e ao bem-estar. Desejamos a você tudo de melhor em sua jornada para uma vida cheia de vitalidade, alegria e longevidade. Com gratidão,

[KLARLOCK]

www.ingramcontent.com/pod-product-compliance
Lightning Source LLC
Chambersburg PA
CBHW051733250726

48659CB00001B/42